Sunita Sharma
Ankur Choubey

Diabetes Mellitus - Uma revisão

Sunita Sharma
Ankur Choubey

Diabetes Mellitus - Uma revisão

ScienciaScripts

Cover image: www.ingimage.com

This book is a translation from the original published under ISBN 978-620-2-06768-3.

Publisher:
Sciencia Scripts
is a trademark of
Dodo Books Indian Ocean Ltd. and OmniScriptum S.R.L publishing group

120 High Road, East Finchley, London, N2 9ED, United Kingdom
Str. Armeneasca 28/1, office 1, Chisinau MD-2012, Republic of Moldova, Europe
Printed at: see last page
ISBN: 978-620-7-94185-8

Conteúdo

1. Introdução

Diabetes

A incapacidade de produzir insulina ou a insuficiência de insulina é designada por Diabetes mellitus. A insulina é uma hormona caraterística que controla o nível de açúcar no sangue. A insulina permite que as células utilizem a glucose para a sua vitalidade. As células não podem utilizar a glucose sem insulina. O excesso de glicose desenvolve-se no sistema circulatório, aumentando o risco de diabetes. A glicose é a fonte essencial de combustível do corpo. A insulina permite que as células do corpo retirem a glicose do sistema circulatório. As células podem utilizar a glicose para gerar vitalidade, se necessário, ou esta é enviada para o fígado para a guardar, sob a forma de glicogénio.

História

O verbo diabeinein significava "andar, caminhar ou permanecer com as pernas em pedaços"; doravante, a sua subsidiária diabetes significava "aquele que se encosta", ou particularmente "um compasso, sifão". O sentido de "sifão" deu origem à utilização de diabetes como nome de uma doença que inclui a libertação de quantidades excessivas de urina. A diabetes é registada pela primeira vez em inglês, no quadro diabete, num conteúdo terapêutico composto por volta de 1425. Em 1675, Thomas Willis incluiu a palavra mellitus, do latim significando "néctar", uma referência ao sabor doce do xixi. Este sabor doce tinha sido observado no xixi pelos antigos gregos, chineses, egípcios, indianos e persas. Em 1776, Matthew Dobson afirmava que o sabor doce era o resultado direto da abundância de uma espécie de açúcar no xixi e no sangue de indivíduos com diabetes[34].

A diabetes mellitus parece ter sido uma pena capital na antiguidade. Hipócrates não se pronuncia sobre o assunto, o que pode demonstrar que ele achava que a doença era grave. Aretaeus tentou tratá-la, mas não conseguiu dar uma visualização decente; observou que "a vida (com diabetes) é curta, doentia e dolorosa"[35].

Sushruta (século VI a.C.) reconheceu a diabetes e classificou-a como Medhumeha.[36] Além disso, distinguiu-a da corpulência e do modo de vida inativo, encorajando actividades que ajudassem a "curá-la".[36] Os antigos indianos tentaram detetar a diabetes observando se as formigas eram puxadas para o chichi de um homem e chamaram à doença "infeção do chichi doce" (Madhumeha). As palavras chinesas, japonesas e coreanas para diabetes dependem de ideogramas semelhantes (Ш^^) que significam "doença do xixi com açúcar".

Na Pérsia medieval, Avicena (980-1037) fez uma descrição ponto por ponto da diabetes mellitus em O Cânone da Medicina, "descrevendo o desejo anómalo e o enfraquecimento das capacidades sexuais", e relatou o sabor doce da urina do diabético. Tal como Aretaeus antes dele, Avicena apercebeu-se de uma diabetes essencial e de uma diabetes auxiliar. Além disso, descreveu a gangrena diabética e tratou a diabetes utilizando uma mistura de tremoço, trigonela (feno-grego) e semente de zedoária, que proporciona uma grande diminuição da descarga de açúcar, um tratamento que ainda é aprovado nos tempos actuais.[37] Avicena também "descreveu a diabetes insípida exatamente do nada", no entanto, foi mais tarde Johann Peter Frank (1745-1821) que inicialmente separou a diabetes mellitus da diabetes insípida.[37][verificação necessária]

Apesar do facto de a diabetes ter sido percebida desde os tempos antigos, e de os medicamentos de diferente viabilidade serem conhecidos em diferentes áreas desde a Idade Média, e na lenda há mais tempo, a patogénese da diabetes só foi vista provisoriamente desde cerca de 1900[38]. A revelação de uma parte do pâncreas na diabetes é maioritariamente creditada a Joseph von Mering e Oskar Minkowski, que em 1889 descobriram que os caninos cujo pâncreas foi evacuado acumulavam todos os sinais e indicações de diabetes e faleciam numa questão de segundos depois[39].[39] Em 1910, Sir Edward Albert Sharpey-Schafer recomendou que os indivíduos com diabetes tinham falta de um composto solitário que era normalmente libertado pelo pâncreas - ele propôs chamar a esta substância insulina, do latim insula, que significa ilha, em referência às ilhotas de Langerhans criadoras de insulina no pâncreas.

A parte endócrina do pâncreas na digestão e, sem dúvida, a presença de insulina, não foi esclarecida até 1921, quando Sir Frederick Grant Banting e Charles Herbert Best refizeram os trabalhos de Von Mering e Minkowski, e foram mais longe para mostrar que podiam inverter a diabetes induzida em rafeiros, dando-lhes um concentrado dos ilhéus pancreáticos de Langerhans de cães saudáveis.[40] Banting, Best e seus colaboradores (em especial o físico Collip) conseguiram obter a hormona insulina a partir de pâncreas de bois na Universidade de Toronto. Isto levou à acessibilidade de um tratamento convincente - infusões de insulina - e o primeiro doente foi tratado em 1922. Por este facto, Banting e o chefe do laboratório MacLeod receberam o Prémio Nobel da Fisiologia ou Medicina em 1923; ambos deram o seu Prémio em dinheiro a outros membros do grupo que não foram considerados, especificamente Best e Collip. Banting e Best tornaram a patente acessível sem custos e não se esforçaram por controlar a criação de empresas. A criação e o tratamento da insulina espalharam-se rapidamente por todo o lado, em grande parte devido a esta escolha. Banting é considerado pelo Dia Mundial da Diabetes, que se celebra no dia do seu aniversário, 14 de novembro.

A distinção entre o que é atualmente conhecido como diabetes tipo 1 e diabetes tipo 2 foi feita pela primeira vez por Sir Harold Percival (Harry) Himsworth e distribuída em janeiro de 1936[41].

Apesar da acessibilidade do tratamento, a diabetes continua a ser uma razão notável de morte. Por exemplo, os estudos revelam que a taxa de mortalidade específica entre 1927 ascendia a cerca de 47,7 por cada 100 000 habitantes em Malta[42].

Outras revelações de interesse incluem:[38]

1.1 dentificação da primeira das sulfonilureias em 1942

2 Reintrodução da utilização de biguanidas para a diabetes tipo 2 no final da década de 1950. A fenformina subjacente foi retirada em todo o mundo (nos EUA em 1977) devido ao seu potencial de acidose láctica, por vezes letal, e a metformina foi publicitada pela primeira vez em França em 1979, mas só em 1994 nos EUA.

3 A garantia do arranjo de aminoácidos da insulina (por Sir Frederick Sanger, que lhe valeu um Prémio Nobel)

4 O radioimunoensaio para a insulina, descoberto por Rosalyn Yalow e Solomon Berson (que valeu a Yalow o Prémio Nobel da Fisiologia ou Medicina de 1977)[43]

5 A estrutura tridimensional da insulina (PDB 2INS)

6 A identificação pelo Dr. Gerald Reaven do grupo de estrelas das indicações atualmente designadas por doença metabólica em 1988

7 Demonstração de que um controlo glicémico sério na diabetes de tipo 1 diminui os sintomas constantes à medida que os níveis de glicose se aproximam do "normal" num grande estudo longitudinal[44] e, além disso, em diabéticos de tipo 2 noutras grandes investigações

8 Identificação da tiazolidinediona primária como um sensibilizador da insulina viável durante a década de 1990

Em 1980, a empresa americana de biotecnologia Genentech criou a insulina humana. A insulina é retirada de micróbios hereditariamente modificados (os organismos microscópicos contêm a qualidade humana para integrar a insulina humana), que libertam grandes quantidades de insulina. A insulina purgada é enviada para as farmácias para ser utilizada pelos doentes com diabetes.

2. Definição

A diabetes é um conjunto de doenças metabólicas descritas pela hiperglicemia que surge devido a imperfeições na descarga de insulina, na atividade da insulina ou em ambas. A hiperglicemia constante da diabetes está relacionada com danos a longo prazo, lesões e desilusões em diferentes órgãos, nomeadamente nos olhos, rins, nervos, coração e veias. [13]

Alguns procedimentos patogénicos estão envolvidos no avanço da diabetes. Estes vão desde a demolição pelo sistema imunitário das células β do pâncreas, com a subsequente falta de insulina, até às anomalias que resultam na proteção contra a atividade da insulina. A premissa das variações da norma na digestão do amido, da gordura e das proteínas na diabetes é a falta de atividade da insulina nos tecidos alvo. A falta de atividade da insulina ocorre devido a uma emissão deficiente de insulina, bem como a uma diminuição das reacções dos tecidos à insulina, pelo menos um dos focos nas complexas vias de atividade hormonal. A fraqueza da descarga de insulina e as deformidades na atividade da insulina existem muitas vezes em conjunto num doente semelhante, e é frequentemente vago qual a variação da norma, se é que alguma delas é isolada, que é o fator essencial da hiperglicemia.

As indicações de hiperglicemia controlada incluem poliúria, polidipsia, redução de peso, de vez em quando com polifagia, e visão obscurecida. A fraqueza do desenvolvimento e a impotência perante contaminações específicas podem igualmente acompanhar a hiperglicemia interminável. Os resultados intensos e perigosos de uma diabetes não controlada são a hiperglicemia com cetoacidose ou a doença hiperosmolar não cetótica.

As complicações a longo prazo da diabetes incluem a retinopatia, com potencial perda de visão; a nefropatia, que leva à insuficiência renal; a neuropatia da extremidade, com o risco de úlceras nos pés, remoções e articulações de Charcot; e a neuropatia autonómica, que provoca efeitos secundários gastrointestinais, geniturinários e cardiovasculares, bem como perturbações sexuais. Os doentes com diabetes têm uma maior ocorrência de doença cardiovascular aterosclerótica, doença dos vasos sanguíneos marginais e doença cerebrovascular. A hipertensão e as variações da norma de digestão das lipoproteínas são regularmente encontradas em indivíduos com diabetes.

A maior parte dos casos de diabetes enquadra-se em duas grandes classes etiopatogénicas (examinadas em pormenor mais adiante). Numa classe, a diabetes do tipo 1, a razão é uma falta absoluta de descarga de insulina. As pessoas com maior risco de desenvolver este tipo de diabetes podem ser regularmente distinguidas por provas serológicas de um processo patológico do sistema imunitário que ocorre nos ilhéus pancreáticos e por marcadores hereditários. Na outra classificação, significativamente mais predominante, a diabetes tipo 2, a razão é uma mistura de proteção contra a atividade da insulina e uma reação compensatória insuficiente de secreção de insulina. Na última classificação, um nível de hiperglicemia adequado para causar alterações patológicas e úteis em diferentes tecidos-alvo, mas sem manifestações clínicas, pode estar disponível durante um longo período de tempo antes de a diabetes ser distinguida.

Fig. 1

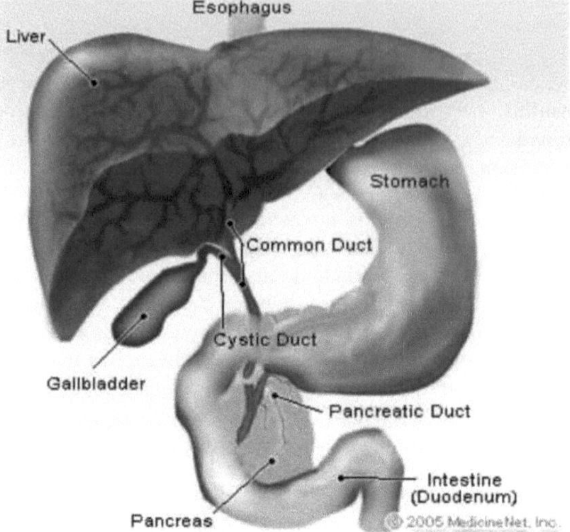

Durante este período assintomático, é possível detetar uma anomalia na digestão do amido através da estimativa da glicose plasmática em jejum ou após um teste com uma pilha de glicose oral.

O nível de hiperglicemia (caso exista) pode alterar-se após algum tempo, dependendo do grau do processo básico da doença (Fig. 1). Um processo infecioso pode estar disponível, mas pode não ter avançado o suficiente para causar hiperglicemia. Um processo de doença semelhante pode causar uma glicemia de jejum debilitada (IFG), bem como uma resiliência à glicose enfraquecida (IGT), sem satisfazer os critérios para a descoberta da diabetes. Em algumas pessoas com diabetes, o controlo glicémico satisfatório pode ser conseguido com redução de peso, exercício físico e, adicionalmente, com especialistas em redução da glicose oral. Estas pessoas, desta forma, não necessitam de insulina. Pessoas diferentes que têm alguma emissão de insulina restante, no entanto, requerem insulina exógena para um controlo glicémico satisfatório, podem passar sem ela. As pessoas com uma ampla devastação das células β e, desta forma, sem emissão de insulina remanescente, necessitam de insulina para sobreviver. A gravidade da variação metabólica em relação à norma pode avançar, recair ou permanecer inalterada. Consequentemente, o nível de hiperglicemia reflecte mais a gravidade do processo metabólico oculto e o seu tratamento do que a ideia do procedimento em si.

O termo diabetes, sem capacidade, refere-se mais frequentemente à diabetes mellitus, que geralmente significa urina doce intempestiva (conhecida como "glicosúria"). Algumas condições incomuns são adicionalmente chamadas de diabetes. A mais conhecida é a diabetes insípida, na qual é libertada uma grande quantidade de urina (poliúria), que não é doce (insípida significa "sem sabor" em latim).

A expressão "diabetes de tipo 1" suplantou alguns termos anteriores, incluindo diabetes de início na adolescência, diabetes na adolescência e diabetes mellitus subordinada à insulina (IDDM). Da mesma forma, a expressão "diabetes do tipo 2" suplantou alguns termos anteriores, incluindo diabetes de início na idade adulta, diabetes relacionada com a robustez e diabetes mellitus não subordinada à insulina (NIDDM). Para além destes dois tipos, não existe uma classificação padrão estabelecida. Diferentes fontes caracterizaram a "diabetes tipo 3" como: diabetes gestacional, [4] diabetes tipo 1 segura para insulina (ou "diabetes dupla"), diabetes tipo 2 que avançou para exigir insulina infundida e diabetes do sistema imunológico ocioso de adultos (ou LADA ou diabetes "tipo 1.5") [5]

A diabetes mellitus, frequentemente designada apenas por diabetes, é um conjunto de infecções metabólicas em que um homem tem glicose elevada, quer porque o corpo não produz insulina suficiente, quer porque os telefones não reagem à insulina administrada. Esta glicose elevada cria as indicações tradicionais de poliúria (urina de visita), polidipsia (sede alargada) e polifagia (desejo alargado).

Existem três tipos fundamentais de diabetes:

1. Diabetes de tipo 1: surge devido à incapacidade do organismo de administrar insulina e, de um momento para o outro, exige a infusão de insulina. (Também designada por diabetes mellitus subordinada à insulina, abreviadamente IDDM, e diabetes do adolescente).

2. Diabetes de tipo 2: surge devido à proteção contra a insulina, uma condição em que as células negligenciam a utilização legítima da insulina, raramente associada a uma insuficiência de insulina.

3. Diabetes gestacional: é quando as mulheres grávidas, que nunca tiveram diabetes, têm um nível elevado de glucose no sangue durante a gravidez. Pode preceder a evolução da DM tipo 2.

Os diferentes tipos de diabetes mellitus incorporam a diabetes inerente, que se deve a deformações hereditárias da emissão de insulina, a diabetes relacionada com a fibrose quística, a diabetes esteroide actuada por doses elevadas de glucocorticóides e alguns tipos de diabetes monogénica.

Todos os tipos de diabetes são tratáveis desde que a insulina se tornou visivelmente acessível em 1921, e a diabetes do tipo 2 pode ser controlada com medicamentos. Tanto a diabetes do tipo 1 como a do tipo 2 são doenças incessantes que, na sua maioria, não podem ser curadas. Os transplantes de pâncreas foram tentados com resultados limitados na DM de tipo 1; a cirurgia de desvio gástrico tem sido frutuosa em numerosos casos de peso desolador e DM de tipo 2. A diabetes gestacional instala-se normalmente após o transporte. A diabetes sem medicamentos adequados pode causar inúmeras dificuldades. As dificuldades intensas incluem hipoglicemia, cetoacidose diabética ou letargia extrema hiperosmolar não cetótica. Os verdadeiros inconvenientes a longo prazo incluem infecções cardiovasculares, insuficiência renal incessante e lesões da retina. O tratamento satisfatório da diabetes é, neste sentido, essencial e, além disso, o controlo da tensão circulatória e os factores do estilo de vida, por exemplo, a interrupção do tabagismo e a manutenção de um peso corporal sólido.

A partir do ano 2000, nada menos que 171 milhões de pessoas sofrem os efeitos da diabetes, ou seja, 2,8% da população[2]. A diabetes tipo 2 é, de longe, a mais conhecida, influenciando 90 a 95% da população diabética dos EUA[3].

A diabetes mellitus é uma doença típica nos Estados Unidos. Calcula-se que mais de 16 milhões de americanos sofram de diabetes e que 5,4 milhões de diabéticos não tenham conhecimento da sua doença atual. A prevalência da diabetes tem-se expandido de forma consistente nos últimos 50% deste século e continuará a aumentar entre a população dos EUA. É aceite como um dos padrões fundamentais de mortes nos Estados Unidos, todos os anos. Este ponto do centro de dados da diabetes estende-se sobre os avanços importantes e as medidas de segurança para controlar e matar a diabetes, totalmente.

A diabetes é um problema metabólico em que o corpo humano não fornece ou não utiliza adequadamente a insulina, uma hormona que é necessária para transformar açúcar, amidos e outros alimentos em vitalidade. A diabetes mellitus é caracterizada por grandes quantidades consistentes de glucose (açúcar) no sangue. O corpo humano precisa de manter o nível de glicose no sangue a um nível excecionalmente baixo, o que é feito com insulina e glucagon. A capacidade do glucagon é fazer com que o fígado descarregue glucose das suas células para o sangue, para a geração de vitalidade.

3. Acerca da insulina

A incapacidade de produzir insulina ou a insuficiência de insulina é designada por Diabetes mellitus. A insulina é uma hormona natural que controla o nível de açúcar no sangue. **A insulina** permite que as células utilizem a glucose para obter energia. As células não podem utilizar a glucose sem insulina. O excesso de glucose acumula-se na corrente sanguínea, aumentando o risco de diabetes. A glicose é a principal fonte de combustível do corpo. **A insulina** permite que as células do corpo absorvam a glicose da corrente sanguínea. As células podem utilizar a glicose para produzir energia, se necessário, ou enviá-la para o fígado para a conservar, sob a forma de glicogénio.

Funções da insulina

Para além do seu papel de regulação do metabolismo da glicose, **a insulina** também

1. Estimula a lipogénese
2. Diminui a lipólise
3. Aumenta o transporte de aminoácidos para as células
4. Modula a transcrição
5. Alteração do conteúdo celular de numerosos mRNAs
6. Estimula o crescimento
7. Síntese de ADN
8. Replicação celular

Fig.2

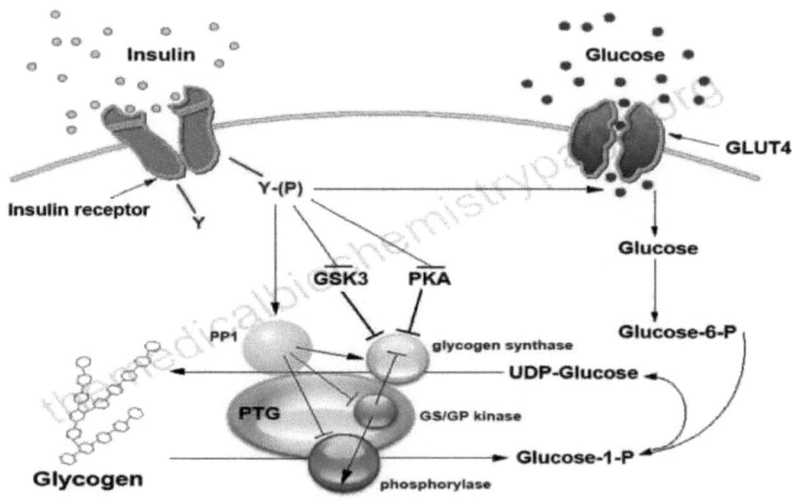

Estrutura da insulina §§§§§§

A insulina é constituída por 2 cadeias peptídicas, ou seja, a cadeia A e a cadeia B. Ambas as cadeias estão ligadas entre si por duas ligações dissulfureto, e um dissulfureto está enquadrado na cadeia A. Em muitas espécies, a cadeia A é composta por 21 aminoácidos e a cadeia B por 30 aminoácidos, o que significa que é composta por 51 aminoácidos em duas cadeias peptídicas (An e B). A estrutura tridimensional do átomo de insulina (monómero de insulina) existe em duas adaptações primárias. Estas contrastam no grau de hélice ou no afixo B devido ao fenol ou aos seus subordinados

Em arranjos corrosivos, o monómero da insulina acumula-se como dímeros (difunde-se no sangue), sem influenciar o pH e à vista das partículas de zinco, como hexâmeros. A insulina de ação média e longa tem uma grande quantidade de hexâmeros, para adiar a sua atividade. A disposição dos amino corrosivos na insulina difere entre espécies, certas secções são moderadas, semelhantes aos locais das três seguranças dissulfureto, os dois finais da cadeia A e os depósitos C-terminais da cadeia B. Estas semelhanças no agrupamento de aminoácidos da insulina levam a uma conformidade tridimensional da insulina que é fundamentalmente a mesma que entre as espécies, e a insulina de uma criatura é provavelmente naturalmente dinâmica em espécies diferentes. De facto, a insulina de porco tem sido geralmente utilizada em humanos.

Fig.3

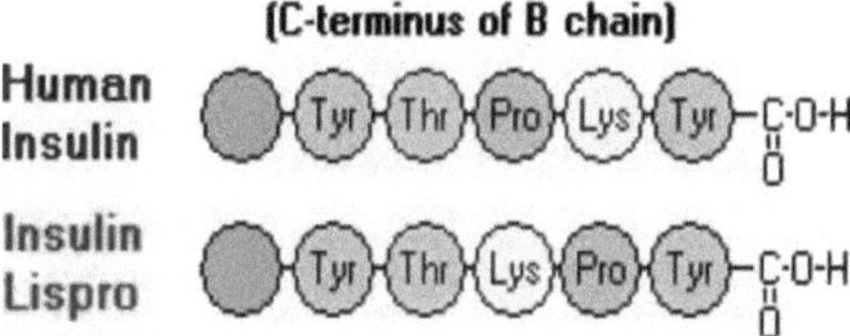

A primeira destas moléculas a ser comercializada - denominada **insulina lispro** - foi concebida de modo a que a lisina e a prolina que repousam na extremidade C-terminal da cadeia B sejam invertidas; esta modificação não altera a ligação ao recetor, mas minimiza a tendência para formar dímeros e hexâmeros.

Síntese de insulina

A insulina é combinada como uma pré-prohormona nas células beta dos ilhéus de Langerhans. O seu péptido de sinalização é evacuado nas cisterna do retículo endoplasmático e depois agrupado em vesículas secretoras no Golgi. Está colapsado na sua estrutura local e assegura esta adaptação através da disposição de 2 ligações dissulfureto.

Num indivíduo normal, a insulina é administrada pelo organismo devido à subida do nível de glucose no sangue. Além disso, são administrados jactos de insulina durante o dia e a noite, para satisfazer as necessidades de insulina do organismo e garantir que as células possam absorver a glicose. No final do dia, a capacidade da insulina é contrariar a atividade coordenada das várias hormonas produtoras de hiperglicemia e gerir os baixos níveis de glicose no sangue. Existem várias hormonas hiperglicémicas que não são tratadas e que se relacionam com a insulina, provocando, em geral, uma hiperglicemia grave e uma esperança de vida mais curta

Nos indivíduos com diabetes tipo 1, o pâncreas nunca mais descarrega a insulina, uma vez que as células beta estão destruídas e necessitam de injecções de insulina para utilizar a glicose das refeições. Os indivíduos com diabetes tipo 2 podem criar insulina ao mesmo tempo, mas o seu corpo não reage bem a ela. Algumas pessoas com diabetes tipo 2 necessitam de comprimidos para a diabetes ou de medidas de insulina para utilizar a glucose para a idade vital. A insulina não pode ser tomada como um comprimido, uma vez que será separada no meio do processamento muito recentemente, como a proteína no sustento. A insulina deve ser infundida na gordura sob a pele, para influenciar a sua entrada no sangue. Ao diminuir o agrupamento de glucose no sangue, pensa-se que a insulina evita ou atenua as complexidades da diabetes a longo prazo, incluindo danos nas veias, olhos, rins e nervos.

Tipos de insulina

Um bom controlo dos níveis de glicose no sangue é importante para a sua saúde, agora e no futuro. Compreender o seu tratamento com insulina ajudá-lo-á a controlar a diabetes. Também o ajudará a adaptar a diabetes à sua vida, em vez de tentar adaptar a sua vida à **diabetes**.

Existem mais de 20 tipos de produtos de insulina disponíveis em quatro formas básicas, cada uma com um tempo de início e duração de ação diferentes. A decisão sobre qual a insulina a escolher baseia-se no estilo de vida do indivíduo, no nível de açúcar no sangue e na preferência e experiência do médico. Os critérios a ter em conta na escolha da insulina são

1. Bioaviabilidade:- quantidade de fármaco que atinge a circulação sistémica.
2. Início: - quando começa a atuar.
3. Hora de ponta:- quando funciona mais intensamente.
4. Duração: - quanto tempo dura no organismo.

Fig.4

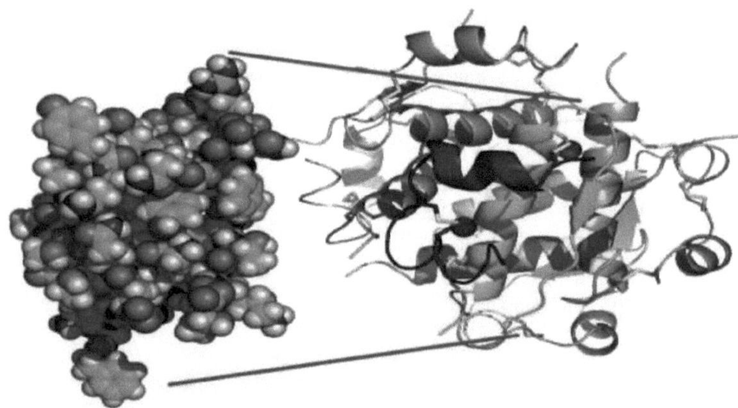

Influências de peso criadas pela insulina no corpo. Na eventualidade de o corpo ter tecido adiposo adicional, nessa altura será mais impermeável à insulina. O tratamento para a diabetes tipo 1 incorpora, muito provavelmente, insulina através de infusões, insulina respirada ou uma bomba de insulina. O seu médico irá sugerir o tratamento adequado com insulina e o seu instrumento de transporte, tendo em conta o caso singular.

A insulina foi criada a partir de fontes semelhantes ao boi (carne) e ao porco (carne de porco). A insulina de hambúrguer e de porco nunca mais está disponível nos Estados Unidos. Em vez disso, a insulina recombinante (humana) é utilizada e promovida. A insulina não pode ser tomada por via oral, uma vez que seria pulverizada pelo processamento, pelo que é regulada por via subcutânea através de uma seringa. Desde 1982, a grande maioria dos arranjos de insulina recentemente aprovados tem sido administrada através da incorporação de pedaços de ADN ("ADN recombinante") em organismos microscópicos ou leveduras extraordinários desenvolvidos em laboratório. Este procedimento permite que os organismos microscópicos ou as células de levedura produzam insulina humana acabada. A insulina humana recombinante tem, geralmente, suplantado a insulina inferida de criaturas, por exemplo, a insulina de porco e de hambúrguer. A insulina normal actua em 30 minutos e o seu impacto mantém-se durante 6 a 8 horas. O impacto máximo ocorre 1 a 3 horas após a infusão. Quando comparada com a insulina normal, a insulina lispro actua mais rapidamente, tem um impacto máximo anterior e uma atividade mais curta. Desta forma, a insulina lispro deve ser administrada 15 minutos antes de um banquete, ao contrário da insulina normal, que é administrada 30 horas antes dos jantares.

4. Classificação

A maior parte dos casos de diabetes mellitus enquadram-se em três grandes categorias: tipo 1, tipo 2 e diabetes gestacional. Alguns outros tipos são descritos.

Existem três tipos principais de diabetes:

1. Diabetes tipo 1
2. Diabetes tipo 2
3. Diabetes gestacional

A diabetes tipo 1 e tipo 2 impedem a vida despreocupada de uma pessoa.

No entanto, a diabetes mellitus não é completamente curável, mas é controlável em grande medida. Por isso, é necessário ter informações completas sobre a diabetes para a controlar com sucesso. O controlo da diabetes depende sobretudo do doente e é da sua responsabilidade cuidar da alimentação, do exercício físico e da medicação. Os avanços na investigação sobre a diabetes conduziram a melhores formas de controlar a diabetes e de tratar as suas complicações. Entre eles, incluem-se:- O controlo da diabetes

1. A nova e melhorada insulina e a sua terapia (bombas de insulina externas e implantáveis) avançaram bem na gestão de níveis elevados de açúcar no sangue sem quaisquer reacções alérgicas.

2. Medicamento hipoglicemiante oral, controla a **diabetes** tipo 2.

3. Novo monitor de glicemia melhorado (novo dispositivo para auto-monitorização da glicemia) e teste laboratorial de hemoglobina A1c para medir o controlo da glicemia durante os 3 meses anteriores.

4. Disponibilidade efectiva de tratamentos para os órgãos do corpo afectados pela diabetes.

5. Melhores formas de gerir a saúde da mãe e do feto durante a fase de diabetes gestacional.

CLASSIFICAÇÃO DA DIABETES MELLITUS E OUTRAS CATEGORIAS DE REGULAÇÃO DA GLUCOSE

A atribuição de um tipo de diabetes a um indivíduo depende frequentemente das circunstâncias presentes na altura do diagnóstico e muitos indivíduos diabéticos não se enquadram facilmente numa única classe. Por exemplo, uma pessoa com diabetes mellitus gestacional (DMG) pode continuar a ser hiperglicémica após o parto e pode ser considerada como tendo, de facto, diabetes de tipo 2. Alternativamente, uma pessoa que adquire diabetes devido a grandes doses de esteróides exógenos pode tornar-se normoglicémica quando os glucocorticóides são descontinuados, mas pode desenvolver diabetes muitos anos mais tarde, após episódios recorrentes de pancreatite. Outro exemplo seria o de uma pessoa tratada com tiazidas que desenvolve diabetes anos mais tarde. Como as tiazidas, por si só, raramente causam hiperglicemia grave, esses indivíduos provavelmente têm diabetes tipo 2 que é exacerbada pelo medicamento. Assim, para o médico e para o doente, é menos importante identificar o tipo específico de diabetes do que compreender a patogénese da hiperglicemia e tratá-la eficazmente.

1. **Diabetes de tipo 1 (destruição das células β, normalmente conduzindo a uma deficiência absoluta de insulina)**

Diabetes imunomediada.

Este tipo de diabetes, que representa apenas 5 a 10% das pessoas com diabetes, já incorporado pelos termos diabetes subordinada à insulina, diabetes tipo 1 ou diabetes de início na adolescência, surge devido a uma dizimação do sistema imunitário das células β do pâncreas. Marcadores da demolição insuscetível da célula β incorporam autoanticorpos de células ilhotas, autoanticorpos para insulina, autoanticorpos para GAD (GAD65) e autoanticorpos para as tirosina fosfatases IA-2 e IA-2β. Um e geralmente uma quantidade maior desses autoanticorpos estão disponíveis em 85-90% das pessoas quando a hiperglicemia de jejum é identificada pela primeira vez. Da mesma forma, a doença tem uma relação HLA sólida, com ligação às qualidades DQA e DQB, e é afetada pelas qualidades DRB. Estes alelos HLA-DR/DQ podem ser inclinados ou defensivos.

Neste tipo de diabetes, a taxa de dizimação das células β é muito variável, sendo rápida em algumas pessoas (sobretudo recém-nascidos e jovens) e moderada noutras (na maior parte dos adultos). Alguns doentes, sobretudo jovens e adolescentes, podem apresentar cetoacidose como principal indício da infeção. Outros têm uma hiperglicemia de jejum despretensiosa que pode transformar-se rapidamente em hiperglicemia grave ou potencialmente em cetoacidose à vista da doença ou de outra ansiedade. Outros ainda, especialmente os adultos, podem manter o trabalho restante das células β adequado para neutralizar a cetoacidose por um longo tempo; essas pessoas, a longo prazo, acabam visivelmente sujeitas à insulina para sobreviver e correm o risco de cetoacidose.

Nesta última fase da doença, a emissão de insulina é praticamente nula, como demonstram os níveis baixos ou imperceptíveis de peptídeo C plasmático. A diabetes intercedida resistente ocorre normalmente na juventude e na pré-adolescência, mas pode ocorrer em qualquer idade, mesmo no oitavo e nono anos de vida.

A aniquilação do sistema imunológico das células β tem diferentes inclinações hereditárias e também é identificada com fatores naturais que ainda são caracterizados de forma ineficaz. Apesar de os pacientes serem de vez em quando corpulentos quando apresentam esse tipo de diabetes, a proximidade do peso não é incongruente com a análise. Esses pacientes também estão inclinados a outros problemas do sistema imunológico, por exemplo, doença de Graves, tireoidite de Hashimoto, infeção de Addison, vitiligo, espru celíaco, hepatite do sistema imunológico, miastenia gravis e deficiência de ferro malévola.

Diabetes idiopática.

Algumas formas de diabetes tipo 1 não têm etiologia conhecida. Algumas destas

Os doentes com diabetes tipo 1 têm insulinopénia permanente e são propensos a cetoacidose, mas não têm evidência de autoimunidade. Embora apenas uma minoria dos doentes com diabetes tipo 1 se enquadre nesta categoria, a maioria é de ascendência africana ou asiática. Os indivíduos com esta forma de diabetes sofrem de cetoacidose episódica e apresentam vários graus de deficiência de insulina entre os episódios. Esta forma de diabetes é fortemente hereditária, não tem evidência imunológica de autoimunidade das células β e não está associada ao HLA. A necessidade absoluta de terapia de substituição de insulina nos doentes afectados pode ir e vir.

2. Diabetes tipo 2 (variando de uma resistência à insulina predominante com deficiência relativa de insulina a um defeito de secreção de insulina predominante com resistência à insulina)

Este tipo de diabetes, que representa cerca de 90 a 95% das pessoas com diabetes, anteriormente designada por diabetes não subordinada à insulina, diabetes de tipo 2 ou diabetes inicial adulta, inclui pessoas que têm proteção contra a insulina e, na maior parte das vezes, têm uma carência relativa (em vez de absoluta) de insulina. Presumivelmente, há uma grande variedade de razões para este tipo de diabetes. Apesar de as etiologias particulares não serem conhecidas, a pulverização das células β pelo sistema imunitário não acontece, e os doentes não têm nenhuma das razões alternativas para a diabetes registadas acima ou abaixo.

A maioria dos doentes com este tipo de diabetes são robustos, e o próprio peso provoca um certo nível de proteção contra a insulina. Os doentes que não são robustos de acordo com os critérios de peso convencionais podem ter um nível alargado de músculo versus gordura que circula transcendentalmente na zona do estômago. A cetoacidose ocorre ocasionalmente de forma precipitada neste tipo de diabetes; quando observada, surge tipicamente em relação com a preocupação de outra doença, por exemplo, a contaminação.

Este tipo de diabetes passa, de vez em quando, despercebido durante muito tempo, uma vez que a hiperglicemia cresce passo a passo e, em fases anteriores, não é regularmente suficientemente grave para que o doente veja qualquer uma das grandes manifestações da diabetes. Em qualquer caso, esses pacientes correm um risco maior de criar dificuldades macrovasculares e microvasculares. Embora os doentes com este tipo de diabetes possam ter níveis de insulina que parecem típicos ou elevados, os níveis mais elevados de glicose no sangue nestes doentes diabéticos seriam necessários para provocar estimativas de insulina muito mais elevadas se o seu trabalho com as células β fosse normal. Neste sentido, a emissão de insulina é deficiente nestes doentes e inadequada para compensar a proteção da insulina. A proteção da insulina pode aumentar com a diminuição do peso ou com o tratamento potencialmente farmacológico da hiperglicemia, mas por vezes é restabelecida para o normal. O perigo de desenvolver este tipo de diabetes aumenta com a idade, o peso e a ausência de movimento físico. Ocorre com maior frequência em mulheres com DMG anterior e em pessoas com hipertensão ou dislipidemia, e a sua recorrência muda em vários subgrupos raciais/étnicos. Está frequentemente associada a uma sólida tendência hereditária, mais do que o tipo de sistema imunitário da diabetes tipo 1. Em todo o caso, as caraterísticas hereditárias deste tipo de diabetes são surpreendentes e não estão obviamente caracterizadas.

Outros tipos específicos de diabetes

Defeitos genéticos da célula β.

Alguns tipos de diabetes estão relacionados com ausências monogenéticas no funcionamento das células β. Estes tipos de diabetes são, na medida do possível, caracterizados pelo início da hiperglicemia numa idade precoce (na sua maioria, antes dos 25 anos). São designados por diabetes juvenil em início de desenvolvimento (MODY) e são descritos por uma emissão de insulina dificultada com imperfeições insignificantes ou inexistentes na atividade da insulina. São adquiridas num exemplo autossómico avassalador. Até à data, foram reconhecidas variações da norma em seis loci hereditários em vários cromossomas. A forma mais amplamente reconhecida está relacionada com alterações no cromossoma 12 de um fator de tradução hepática aludido como fator atómico dos hepatócitos (HNF)- 1α. Uma moldura de momento está relacionada com alterações na qualidade da glucocinase no cromossoma 7p e dá origem a uma partícula de glucocinase imperfeita. A glucoquinase transforma a glicose em glicose-6-fosfato, cuja digestão, assim, revigora a emissão de insulina pela célula β. Posteriormente, a glucoquinase funciona como "sensor de glicose" para a célula β. Devido a desertos na qualidade da glucocinase, os níveis plasmáticos alargados de glicose são importantes para evocar níveis típicos de emissão de insulina. As estruturas menos básicas resultam de mudanças em outros fatores de tradução, incluindo HNF-4α, HNF-1β, fator promotor de insulina (IPF) - 1 e NeuroD1.

Fig.5

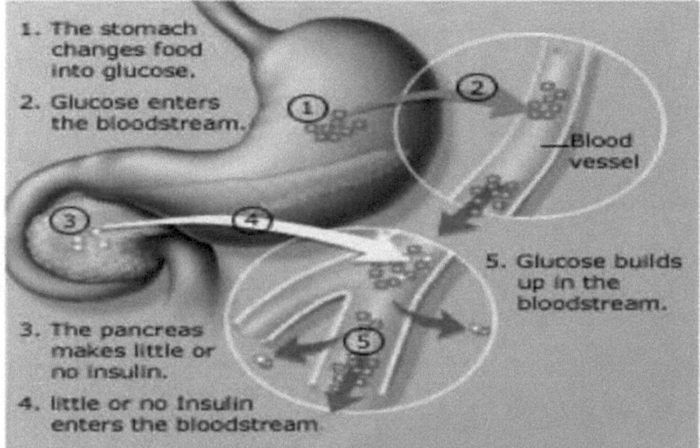

Observou-se que as alterações pontuais no ADN mitocondrial estão relacionadas com a diabetes e a surdez. A transformação mais conhecida ocorre na posição 3.243 na qualidade da leucina do ARNt, provocando um progresso de A para G. Uma ferida indistinguível ocorre na doença MELAS (miopatia mitocondrial, encefalopatia, acidose láctica e doença semelhante a um acidente vascular cerebral); seja como for, a diabetes não é uma parte desta doença, recomendando diversas articulações fenotípicas desta ferida hereditária.

Irregularidades hereditárias que resultam na incapacidade de transformar a proinsulina em insulina foram reconhecidas em algumas famílias, e essas qualidades são adquiridas num exemplo autossómico predominante. O resultado é uma diminuição da tolerância à glicose. Da mesma forma, a geração de partículas de insulina mutantes com a consequente restrição do recetor incapacitado foi igualmente reconhecida em algumas famílias e está relacionada com um legado autossómico e apenas com uma digestão de glicose um pouco enfraquecida ou mesmo típica.

Defeitos genéticos na ação da insulina.

Existem causas invulgares de diabetes que resultam de anomalias geneticamente determinadas da ação da insulina. As anomalias metabólicas associadas a mutações do recetor de insulina podem variar desde hiperinsulinemia e hiperglicemia modesta até diabetes grave. Alguns indivíduos com essas mutações podem apresentar acantose nigricans. As mulheres podem ser virilizadas e ter ovários aumentados e císticos. No passado, essa síndrome era chamada de resistência à insulina tipo A. O leprechaunismo e a síndrome de Rabson-Mendenhall são duas síndromes pediátricas que apresentam mutações no gene do recetor de insulina com alterações subsequentes na função do recetor de insulina e resistência extrema à insulina. A primeira tem traços faciais caraterísticos e é geralmente fatal na infância, enquanto a segunda está associada a anomalias dos dentes e das unhas e a hiperplasia da glândula pineal.

Fig.6

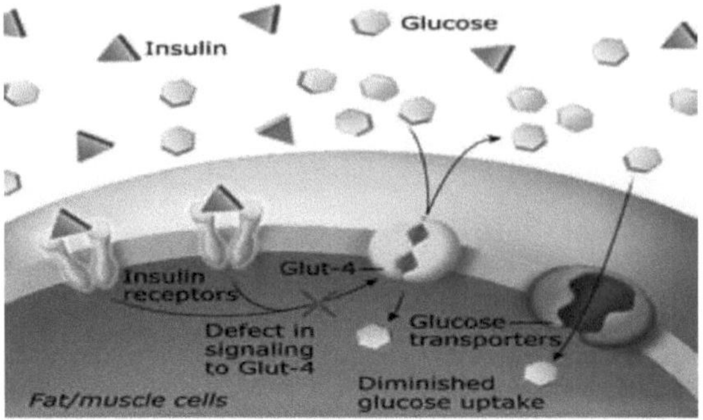

As alterações na estrutura e função do recetor de insulina não podem ser demonstradas em doentes com diabetes lipoatrófica resistente à insulina. Por conseguinte, presume-se que a(s) lesão(ões) deve(m) residir nas vias de transdução de sinal pós-recetor.

Doenças do pâncreas exócrino.

Qualquer processo que lesione difusamente o pâncreas pode causar diabetes. Os processos adquiridos incluem pancreatite, traumatismo, infeção, pancreatectomia e carcinoma pancreático.

Com exceção dos danos causados pelo cancro, os danos no pâncreas têm de ser extensos para que a diabetes ocorra; os adrenocarcinomas que envolvem apenas uma pequena porção do pâncreas têm sido associados à diabetes. Este facto implica um mecanismo diferente da simples redução da massa das células β. Se forem suficientemente extensas, a fibrose cística e a hemocromatose também danificam as células β e prejudicam a secreção de insulina. A pancreatopatia fibrocalculosa pode ser acompanhada de dor abdominal com irradiação para as costas e de calcificações pancreáticas identificadas no exame de raios-X. A fibrose pancreática e os cálculos de cálcio nos canais exócrinos foram encontrados na autópsia.

Endocrinopatias.

Várias hormonas (por exemplo, a hormona do crescimento, o cortisol, o glucagon e a epinefrina) antagonizam a ação da insulina. Quantidades excessivas destas hormonas (por exemplo, acromegalia, síndrome de Cushing, glucagonoma, feocromocitoma, respetivamente) podem causar diabetes. Isto ocorre geralmente em indivíduos com defeitos pré-existentes na secreção de insulina, e a hiperglicemia normalmente desaparece quando o excesso de hormonas é resolvido.

A hipocalemia induzida pelo somatostatinoma e pelo aldosteronoma pode causar diabetes, pelo menos em parte, através da inibição da secreção de insulina. A hiperglicemia geralmente resolve-se após a remoção bem sucedida do tumor.

Diabetes induzida por drogas ou produtos químicos.

Muitos medicamentos podem afetar a secreção de insulina. Esses medicamentos podem não causar diabetes por si só, mas podem precipitar o diabetes em indivíduos com resistência à insulina. Nestes casos, a classificação não é clara porque a sequência ou a importância relativa da disfunção das células β e da resistência à insulina é desconhecida. Certas toxinas, como o Vacor (um veneno de rato) e a pentamidina intravenosa, podem destruir permanentemente as células β pancreáticas. Felizmente, estas reacções medicamentosas são raras. Existem também muitos medicamentos e hormonas que podem prejudicar a ação da insulina. Exemplos incluem o ácido nicotínico e os glucocorticóides. Foi relatado que os doentes que recebem α-interferão desenvolvem diabetes associada a anticorpos das células dos ilhéus e, em certos casos, deficiência grave de insulina.

Caracterização da diabetes tipo 1

A diabetes mellitus tipo 1 é caracterizada pela perda das células beta produtoras de insulina dos ilhéus de Langerhans no pâncreas, o que leva a uma deficiência de insulina. Este tipo de diabetes pode ainda ser classificado como imunomediado ou idiopático. A maioria das diabetes de tipo 1 é de natureza imunomediada, em que a perda de células beta é um ataque autoimune mediado por células T.[6]

Não existe nenhuma medida preventiva conhecida contra a diabetes tipo 1, que causa aproximadamente 10% dos casos de diabetes mellitus na América do Norte e na Europa. A maior parte das pessoas afectadas são saudáveis e têm um peso saudável quando a doença se instala. A sensibilidade e a reação à insulina são normalmente normais, especialmente nas fases iniciais. A diabetes tipo 1 pode afetar crianças ou adultos, mas era tradicionalmente designada por "diabetes juvenil" porque representa a maioria dos casos de diabetes em crianças.[11]

Caracterização da diabetes tipo 2

A diabetes mellitus tipo 2 é caracterizada por resistência à insulina, que pode ser combinada com uma secreção de insulina relativamente reduzida. Pensa-se que a resposta defeituosa dos tecidos do corpo à insulina envolve o recetor de insulina. No entanto, os defeitos específicos não são conhecidos. A diabetes mellitus devida a um defeito conhecido é classificada separadamente. A diabetes tipo 2 é o tipo mais comum.

Na fase inicial da diabetes tipo 2, a anomalia predominante é a redução da sensibilidade à insulina. Nesta fase, a hiperglicemia pode ser invertida através de uma variedade de medidas e medicamentos que melhoram a sensibilidade à insulina ou reduzem a produção de glucose pelo fígado.[48,13]

Diabetes gestacional

Artigo principal: Diabetes gestacional

A diabetes mellitus gestacional (DMG) assemelha-se à diabetes tipo 2 em vários aspectos, envolvendo uma combinação de secreção e reação à insulina relativamente inadequadas. Ocorre em cerca de 2%-5% de todas as gravidezes e pode melhorar ou desaparecer após o parto. A diabetes gestacional é totalmente tratável, mas requer um controlo médico cuidadoso durante toda a gravidez. Cerca de 20%-50% das mulheres afectadas desenvolvem diabetes tipo 2 mais tarde na vida.

Embora possa ser transitória, a diabetes gestacional não tratada pode prejudicar a saúde do feto ou da mãe. Os riscos para o bebé incluem macrossomia (peso elevado à nascença), anomalias congénitas cardíacas e do sistema nervoso central e malformações do músculo esquelético. O aumento da insulina fetal pode inibir a produção de surfactante fetal e causar síndrome de dificuldade respiratória. A hiperbilirrubinémia pode resultar da destruição dos glóbulos vermelhos. Em casos graves, pode ocorrer morte perinatal, mais frequentemente em resultado de uma perfusão placentária deficiente devido a uma insuficiência vascular.

Fig.7

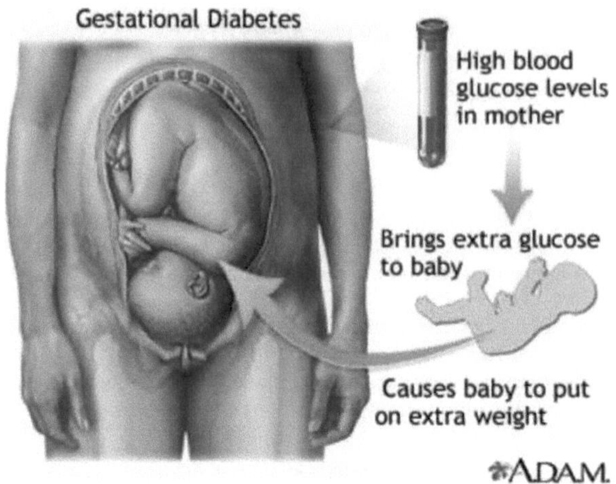

A indução do trabalho de parto pode ser indicada em caso de diminuição da função placentária. A cesariana pode ser realizada se houver sofrimento fetal acentuado ou um risco aumentado de lesão associado à macrossomia, como a distocia de ombro.

Um estudo de 2008 realizado nos EUA concluiu que o número de mulheres americanas que entram na gravidez com diabetes pré-existente está a aumentar. De facto, a taxa de diabetes em mulheres grávidas mais do que duplicou nos últimos 6 anos. [7]Este facto é particularmente problemático, uma vez que a diabetes aumenta o risco de complicações durante a gravidez, bem como aumenta a possibilidade de os filhos de mães diabéticas também se tornarem diabéticos no futuro.

Outros tipos

A pré-diabetes indica uma condição que ocorre quando os níveis de glucose no sangue de uma pessoa são mais elevados do que o normal, mas não o suficiente para um diagnóstico de diabetes tipo 2. Muitas pessoas destinadas a desenvolver diabetes tipo 2 passam muitos anos num estado de pré-diabetes que tem sido denominado "a maior epidemia de cuidados de saúde da América."[8]:10-11

Alguns casos de diabetes são causados pelo facto de os receptores teciduIares do corpo não responderem à insulina (mesmo quando os níveis de insulina são normais, o que os distingue da diabetes tipo 2); esta forma é muito pouco frequente. Mutações genéticas (autossómicas ou mitocondriais) podem provocar defeitos na função das células beta. Em alguns casos, a ação anormal da insulina pode também ser determinada geneticamente. Qualquer doença que provoque lesões extensas no pâncreas pode levar à diabetes (por exemplo, pancreatite crónica e fibrose quística). As doenças associadas a uma secreção excessiva de hormonas antagonistas da insulina podem causar diabetes (que, normalmente, se resolve quando o excesso de hormonas é eliminado).

Muitos medicamentos prejudicam a secreção de insulina e algumas toxinas danificam as células beta pancreáticas. A entidade diagnóstica da CID-10 (1992), a diabetes mellitus relacionada com a malnutrição (MRDM ou MMDM, código E12 da CID-10), foi depreciada pela Organização Mundial de Saúde quando a taxonomia atual foi introduzida em 1999.[9]

Segue-se uma lista completa de outras causas de diabetes:[10]

1. Defeitos genéticos da função das células β

1. Endocrinopatias

o Diabetes de início na maturidade dos jovens (MODY)

o Mutações do ADN mitocondrial

2. Defeitos genéticos no processamento da insulina ou na ação da insulina

o Defeitos na conversão da proinsulina

o Mutações no gene da insulina

o Mutações nos receptores de insulina

3. Defeitos pancreáticos exócrinos o Pancreatite crónica o Pancreatectomia o Neoplasia pancreática o Fibrose cística o Hemocromatose o Pancreatopatia fibrocalculosa

o Excesso de hormona de crescimento (acromegalia)

o Síndrome de Cushing

o Hipertiroidismo

o Feocromocitoma

o Glucagonoma

2. Infecções

o Infeção por citomegalovírus o Coxsackievirus B

3. Drogas

o Glucocorticóides

o Hormona tiroideia

o Agonistas β-adrenérgicos

Infecções.

Certos vírus têm sido associados à destruição das células β. A diabetes ocorre em doentes com rubéola congénita, embora a maioria destes doentes tenha

HLA e marcadores imunitários caraterísticos da diabetes de tipo 1. Além disso, o coxsackievirus B, o citomegalovírus, o adenovírus e a papeira foram implicados na indução de determinados casos da doença.

Formas pouco comuns de diabetes imunomediada.

Nesta categoria, existem duas doenças conhecidas, sendo provável a ocorrência de outras. A síndrome do homem rígido é uma doença autoimune do sistema nervoso central caracterizada por rigidez dos músculos axiais com espasmos dolorosos. Os doentes têm normalmente títulos elevados de auto-anticorpos GAD e cerca de um terço desenvolve diabetes.

Os anticorpos anti-insulina podem causar diabetes ao ligarem-se ao recetor de insulina, bloqueando assim a ligação da insulina ao seu recetor nos tecidos alvo. No entanto, em alguns casos, estes anticorpos podem atuar como agonistas da insulina depois de se ligarem ao recetor, podendo assim causar hipoglicemia. Os anticorpos anti-recetor de insulina são encontrados ocasionalmente em doentes com lúpus eritematoso sistémico e outras doenças auto-imunes. Tal como noutros estados de resistência extrema à insulina, os doentes com anticorpos anti-insulina apresentam frequentemente acantose nigricans. No passado, esta síndrome era designada por resistência à insulina do tipo B.

Outras síndromes genéticas por vezes associadas à diabetes.

Muitas síndromes genéticas são acompanhadas por um aumento da incidência de diabetes. Estas incluem as anomalias cromossómicas da síndrome de Down, da síndrome de Klinefelter e da síndrome de Turner. A síndrome de Wolfram é uma doença autossómica recessiva caracterizada por diabetes com deficiência de insulina e ausência de células β na autópsia. As manifestações adicionais incluem diabetes insípida, hipogonadismo, atrofia ótica e surdez neural.

Diabetes mellitus gestacional

Durante muitos anos, a DMG foi definida como qualquer grau de intolerância à glucose com início ou reconhecimento inicial durante a gravidez. Embora a maioria dos casos se resolva com o parto, a definição aplicava-se quer a condição persistisse ou não após a gravidez e não excluía a possibilidade de a intolerância à glucose não reconhecida poder ter sido anterior ou iniciada concomitantemente com a gravidez. Esta definição facilitou uma estratégia uniforme para a deteção e classificação da DMG, mas as suas limitações foram reconhecidas durante muitos anos. Como a atual epidemia de obesidade e diabetes levou a um aumento da diabetes tipo 2 em mulheres em idade fértil, o número de mulheres grávidas com diabetes tipo 2 não diagnosticada aumentou.

Fig.8

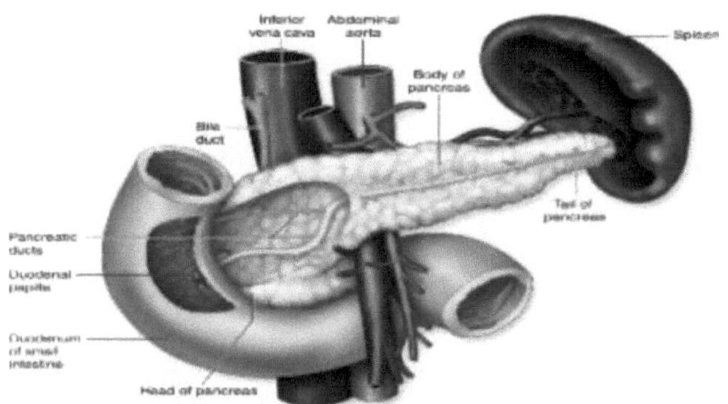

Após deliberações em 2008-2009, a International Association of Diabetes and Pregnancy Study Groups (IADPSG), um grupo de consenso internacional com representantes de várias organizações de obstetrícia e diabetes, incluindo a American Diabetes Association (ADA), recomendou que as mulheres de alto risco com diabetes na consulta pré-natal inicial, usando critérios padrão (Tabela 3), recebam um diagnóstico de diabetes evidente e não gestacional. Aproximadamente 7% de todas as gestações (variando de 1 a 14%, dependendo da população estudada e dos testes diagnósticos utilizados) são complicadas por DMG, resultando em mais de 200.000 casos anualmente.

5. Sinais e sintomas

Visão geral dos sintomas mais significativos. da diabetes

Os sintomas clássicos da diabetes são a poliúria (micção frequente), a polidipsia (aumento da sede) e a polifagia (aumento da fome). [11]Os sintomas podem desenvolver-se rapidamente (semanas ou meses) na diabetes de tipo 1, enquanto na diabetes de tipo 2 se desenvolvem geralmente muito mais lentamente e podem ser subtis ou ausentes.

Um nível elevado e prolongado de glicose no sangue provoca a absorção de glicose, o que leva a alterações na forma das lentes dos olhos, resultando em alterações da visão; um controlo sensível e sustentado da glicose faz com que as lentes voltem à sua forma original. A visão turva é uma queixa comum que leva ao diagnóstico de diabetes; nos casos de alterações rápidas da visão, deve suspeitar-se sempre do tipo 1, ao passo que no tipo 2 as alterações são geralmente mais graduais, mas devem ser suspeitadas.

As pessoas (geralmente com diabetes tipo 1) podem também apresentar cetoacidose diabética, um estado de desregulação metabólica caracterizado pelo cheiro a acetona; uma respiração rápida e profunda conhecida como respiração de Kussmaul; náuseas; vómitos e dores abdominais; e um estado de consciência alterado.

Uma possibilidade mais rara, mas igualmente grave, é o estado não cetótico hiperosmolar, que é mais comum na diabetes tipo 2 e resulta principalmente da desidratação. Muitas vezes, o doente tem ingerido quantidades extremas de bebidas açucaradas, o que leva a um círculo vicioso no que respeita à perda de água.

Na diabetes podem ocorrer várias erupções cutâneas que são coletivamente conhecidas como dermadromes diabéticas

Sintomas

Em ambos os tipos de diabetes, é mais provável que os sinais e sintomas sejam semelhantes, uma vez que o açúcar no sangue é elevado, quer devido a uma menor ou nenhuma produção de insulina, quer devido à **resistência à insulina**. Em qualquer dos casos, a presença de uma quantidade insuficiente de glicose nas células é identificável através de determinados sinais e sintomas. Estes **sintomas** são rapidamente aliviados quando a diabetes é tratada e também reduzem as hipóteses de desenvolver problemas de saúde graves.

1.

Diabetes tipo 1:

No tipo 1, o pâncreas deixa de produzir insulina devido a uma resposta autoimune ou, eventualmente, a um ataque viral ao pâncreas. Na ausência de insulina, as células do corpo não obtêm a glicose necessária para produzir unidades de ATP (adenosina trifosfato), o que resulta num **sintoma** primário sob a forma de náuseas e vómitos. Numa fase posterior, que conduz à cetoacidose, o corpo começa a decompor o **tecido muscular** e a gordura para produzir energia, provocando assim uma rápida perda de peso. A desidratação também é normalmente observada devido a perturbações dos electrólitos. Nas fases avançadas, assiste-se ao coma e à morte.[11]

2.

Diabetes tipo 2:

1. **Aumento da fadiga**: Devido à ineficiência da célula em metabolizar a glicose, a gordura de reserva do corpo é metabolizada para ganhar energia. Quando a gordura é decomposta no corpo, consome mais energia do que a glicose, pelo que o corpo entra num **efeito de calorias negativas**, o que resulta em fadiga.

2. **Polidipsia** : À medida que a concentração de glicose aumenta no sangue, o cérebro recebe um sinal para a diluir e, em contrapartida, sentimos sede.

3. **Poliúria**: O aumento da produção de urina deve-se ao excesso de glucose presente no organismo. O corpo elimina o açúcar extra no **sangue** excretando-o através da urina. Isto leva à desidratação porque, juntamente com o açúcar, é excretada uma grande quantidade de água do corpo.

4. **Polifagia** : A hormona insulina é também responsável por estimular a fome. Para fazer face aos elevados níveis de açúcar no sangue, o organismo produz **insulina**, o que leva a um aumento da fome.

5. **Flutuação de peso** : Factores como a perda de água (poliúria), a glicosúria, o metabolismo da gordura corporal e das **proteínas** podem levar à perda de peso. Alguns casos podem apresentar um aumento de peso devido a um aumento do apetite.

6. **Visão desfocada** : A síndrome não-cetótica de hiperglicemia hiperosmolar é a condição em que o fluido corporal é retirado dos tecidos, incluindo as lentes do olho, o que afecta a sua capacidade de focagem, resultando numa visão desfocada.

7. **Irritabilidade** : É um sinal de açúcar elevado no sangue devido ao fornecimento ineficaz de glicose ao cérebro e a outros órgãos do corpo, o que nos faz sentir cansados e inquietos.

8. **Infecções** : O corpo dá alguns sinais sempre que há flutuação do açúcar no sangue (devido à supressão do sistema imunitário) através de infecções cutâneas frequentes, como fúngicas ou bacterianas ou ITU (infeção do trato urinário).

9. **Má cicatrização de feridas**: O açúcar elevado no sangue impede o desenvolvimento dos leucócitos (glóbulos brancos), que são responsáveis pelo sistema imunitário do corpo. Quando estas células não funcionam corretamente, a cicatrização das feridas não se processa a bom ritmo. Em segundo lugar, a diabetes de longa data leva ao espessamento dos **vasos sanguíneos**, o que afecta a circulação adequada do sangue em diferentes partes do corpo.

Os sintomas são as queixas da doença que são sentidas pelo próprio doente. A diabetes é de dois tipos que apresentam **sintomas** primários delicados. Tanto a diabetes de tipo 1 como a de tipo 2 têm sintomas semelhantes devido aos elevados níveis de açúcar no sangue e ao metabolismo defeituoso da insulina. Se a diabetes for tratada o mais cedo possível, estes sintomas podem ser eliminados sem quaisquer complicações.

Sintomas da diabetes tipo 1: Os principais sintomas da diabetes tipo 1 são as náuseas e os vómitos. Estes sintomas são a cetoacidose, que leva à quebra dos músculos e tecidos que fornecem energia, resultando assim na perda de peso. Isto leva a graves perturbações electrolíticas e à desidratação, que pode ter um mau prognóstico, levando ao coma e à morte[11] .

Sintomas da diabetes de tipo 2: Os principais sintomas apresentados por um doente com diabetes de tipo 2 são a polidipsia, a poliúria, a polifagia, a visão turva, a fadiga, a irritabilidade, etc. A polidipsia é uma condição de aumento da sede resultante da diluição do sangue causada por um desequilíbrio hormonal. Para eliminar o excesso de açúcar no sangue que é excretado através da urina, é também excretada uma grande quantidade de água juntamente com o excesso de açúcar, o que é conhecido como poliúria. O excesso de **insulina** é segregado pelo organismo para metabolizar o excesso de açúcar no sangue, o que resulta numa fome extrema, conhecida como polifagia. A combinação dos efeitos da polifagia, poliúria e polidipsia resulta numa grande flutuação de peso. Tal como na diabetes de tipo 1, os tecidos musculares e adiposos são degradados para a produção de energia. Isto resulta num metabolismo corporal global incorreto e provoca fadiga[11] .

Efeito da Diabetes no sangue e no sistema circulatório: Os doentes com diabetes também apresentam um metabolismo sanguíneo defeituoso, que resulta do excesso de açúcar no sangue. Isto resulta num desequilíbrio hormonal grave e também leva a uma formação defeituosa de vários componentes do sangue. **A diabetes** também provoca uma má circulação sanguínea em várias partes do corpo, o que pode resultar em visão turva, dores, etc.

Sintomas de diabetes como doenças auto-imunes: Várias doenças de pele, do aparelho geniturinário e respiratórias ocorrem como resultado de infecções auto-imunes. A formação defeituosa de vários componentes do sangue, como leucócitos e plaquetas, resulta numa composição sanguínea deficiente. Isto pode resultar em complicações como má cicatrização de feridas e maior suscetibilidade a lesões.

Se não forem eliminadas o mais cedo possível, podem surgir algumas complicações. Podem resultar em cegueira, catarata, gangrena, nefropatia diabética, neuropatia diabética, pé diabético, etc.

A flutuação do açúcar no sangue (vermelho) e da hormona redutora de açúcar insulina (azul) em humanos durante um dia com três refeições. Um dos efeitos de uma refeição rica em açúcar versus uma refeição rica em amido é destacado.

Mecanismo de libertação de insulina nas células beta pancreáticas normais. A produção de insulina é mais ou menos constante nas células beta, independentemente dos níveis de glucose no sangue. É armazenada nos vacúolos até ser libertada por exocitose, que é desencadeada principalmente por alimentos, sobretudo alimentos que contêm glicose absorvível. O principal fator desencadeante é o aumento dos níveis de glicose no sangue após uma refeição.

Fig.9

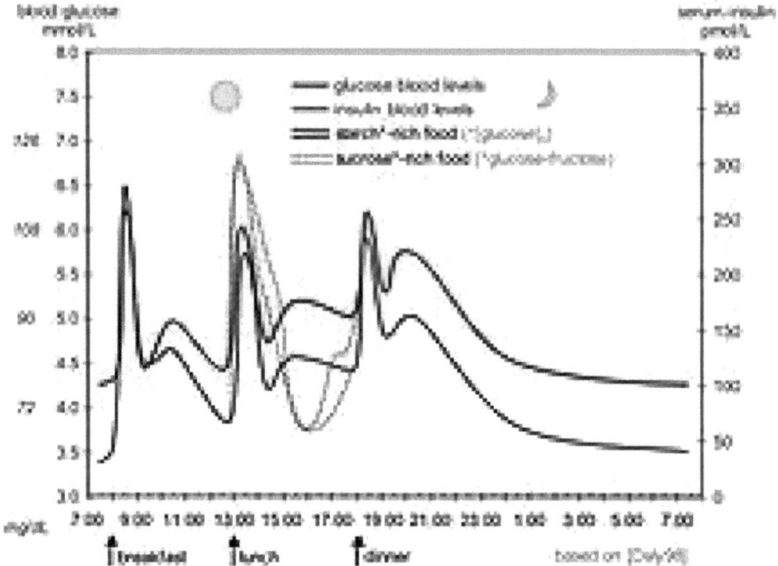

A insulina é a principal hormona que regula a absorção de glucose do sangue pela maioria das células (principalmente células musculares e adiposas, mas não células do sistema nervoso central). Por conseguinte, a deficiência de insulina ou a insensibilidade dos seus receptores desempenha um papel central em todas as formas de diabetes mellitus.

Os seres humanos são capazes de digerir alguns hidratos de carbono, em particular os mais comuns na alimentação; o amido e alguns dissacáridos, como a sacarose, são convertidos em poucas horas em formas mais simples, nomeadamente o monossacárido glicose, a principal fonte de energia dos hidratos de carbono utilizada pelo organismo.

As restantes são transferidas para serem processadas pela flora intestinal, em grande parte no cólon. A insulina é libertada no sangue pelas células beta (células β), que se encontram nos ilhéus de Langerhans no pâncreas, em resposta ao aumento dos níveis de glucose no sangue, normalmente após uma refeição. A insulina é utilizada por cerca de dois terços das células do organismo para absorver a glucose do sangue e utilizá-la como combustível, para a converter noutras moléculas necessárias ou para a armazenar.

A insulina é também o principal sinal de controlo da conversão da glicose em glicogénio para armazenamento interno nas células do fígado e dos músculos. A diminuição dos níveis de glicose resulta na redução da libertação de insulina pelas células beta e na conversão inversa de glicogénio em glicose quando os níveis de glicose diminuem. Esta conversão é controlada principalmente pela hormona glucagon, que actua de forma oposta à insulina. A glicose assim produzida à força a partir das reservas internas das células hepáticas (sob a forma de glicogénio) volta a entrar na corrente sanguínea; as células musculares não dispõem do mecanismo de exportação necessário. Normalmente, as células hepáticas fazem-no quando o nível de insulina é baixo (o que normalmente se correlaciona com níveis baixos de glucose no sangue).

Níveis mais elevados de insulina aumentam alguns processos anabólicos ("construção"), como o crescimento e a duplicação celular, a síntese proteica e o armazenamento de gordura. A insulina (ou a sua falta) é o principal sinal na conversão de muitos dos processos bidireccionais do metabolismo de uma direção catabólica para uma direção anabólica, e vice-versa. Em particular, um nível baixo de insulina é o gatilho para entrar ou sair da cetose (a fase metabólica de queima de gordura).

Se a quantidade de insulina disponível for insuficiente, se as células responderem mal aos efeitos da insulina (insensibilidade ou resistência à insulina) ou se a própria insulina for defeituosa, a glicose não terá o seu efeito habitual, pelo que não será absorvida corretamente pelas células corporais que dela necessitam nem será armazenada adequadamente no fígado e nos músculos. O efeito líquido é a persistência de níveis elevados de glucose no sangue, uma síntese proteica deficiente e outros distúrbios metabólicos, como a acidose.

Quando a concentração de glicose no sangue é elevada para além do limiar renal (cerca de 10 mmol/L, embora possa ser alterada em determinadas condições, como a gravidez), a reabsorção de glicose nos túbulos renais proximais é incompleta e parte da glicose permanece na urina (glicosúria). Isso aumenta a pressão osmótica da urina e inibe a reabsorção de água pelo rim, resultando em aumento da produção de urina (poliúria) e aumento da perda de líquidos. O volume sanguíneo perdido será reposto osmoticamente a partir da água contida nas células e noutros compartimentos do corpo, causando desidratação e aumento da sede.

6. CRITÉRIOS DE DIAGNÓSTICO DA DIABETES MELLITUS

Durante décadas, o diagnóstico da diabetes baseou-se em critérios de glucose, quer o FPG quer o OGTT de 75 g. Em 1997, o primeiro Comité de Peritos para o Diagnóstico e Classificação da Diabetes Mellitus reviu os critérios de diagnóstico, utilizando a associação observada entre os níveis de FPG e a presença de retinopatia como o fator-chave para identificar o nível limiar de glicose. O Comité examinou os dados de três estudos epidemiológicos transversais que avaliaram a retinopatia com fotografia do fundo do olho ou oftalmoscopia direta e mediram a glicemia como FPG, PG de 2 horas e A1C. Estes estudos demonstraram níveis glicémicos abaixo dos quais havia pouca prevalência de retinopatia e acima dos quais a prevalência de retinopatia aumentava de forma aparentemente linear. Os decis das três medidas a partir dos quais a retinopatia começou a aumentar foram os mesmos para cada medida em cada população. Além disso, os valores glicémicos acima dos quais a retinopatia aumentava eram semelhantes entre as populações. Estas análises ajudaram a informar um novo ponto de corte de diagnóstico de ≥126 mg/dl (7,0 mmol/l) para o FPG e confirmaram o valor de diagnóstico de longa data do PG de 2 horas de ≥200 mg/dl (11,1 mmol/l).

A A1C é um marcador de glicemia crónica amplamente utilizado, que reflecte os níveis médios de glicose no sangue durante um período de 2 a 3 meses. O teste desempenha um papel fundamental na gestão do doente com diabetes, uma vez que se correlaciona bem com as complicações microvasculares e, em menor grau, com as complicações macrovasculares, sendo amplamente utilizado como biomarcador padrão para a adequação da gestão glicémica. Comités de peritos anteriores não recomendaram a utilização da A1C para o diagnóstico da diabetes, em parte devido à falta de normalização do ensaio. No entanto, os ensaios de A1C estão atualmente altamente normalizados, pelo que os seus resultados podem ser aplicados de forma uniforme, tanto temporalmente como entre populações. No seu relatório recente (3), um Comité Internacional de Peritos, após uma análise exaustiva das evidências epidemiológicas estabelecidas e emergentes, recomendou a utilização do teste A1C para diagnosticar a diabetes, com um limiar de ≥6,5%, e a ADA afirma esta decisão. O ponto de corte de diagnóstico da A1C de 6,5% está associado a um ponto de inflexão para a prevalência de retinopatia, tal como os limiares de diagnóstico para FPG e PG de 2 horas (3). O teste de diagnóstico deve ser realizado utilizando um método certificado pelo National Glycohemoglobin Standardization Program (NGSP) e padronizado ou rastreável ao ensaio de referência do Diabetes Control and Complications Trial. Os testes de A1C no local de atendimento não são suficientemente precisos no momento para serem usados para fins de diagnóstico.

Existe uma lógica inerente à utilização de um marcador de disglicemia mais crónico do que agudo, particularmente porque a A1C já é amplamente conhecida pelos clínicos como um marcador de controlo glicémico. Além disso, a A1C tem várias vantagens em relação à FPG, incluindo maior comodidade, uma vez que não é necessário jejum, evidência que sugere maior estabilidade pré-analítica e menos perturbações diárias durante períodos de stress e doença.

Essas vantagens, entretanto, devem ser contrabalançadas pelo custo mais elevado, pela disponibilidade limitada de testes de hemoglobina glicada em algumas regiões do mundo em desenvolvimento e pela correlação incompleta entre a hemoglobina glicada e a glicemia média em alguns indivíduos. Além disso, a hemoglobina glicada pode induzir a erro em pacientes com certas formas de anemia e hemoglobinopatias, que também podem ter distribuições étnicas ou geográficas únicas. Para pacientes com hemoglobinopatia mas com renovação normal dos eritrócitos, como traço falciforme, deve ser usado um ensaio de hemoglobina glicada sem interferência de hemoglobinas anormais (uma lista atualizada está disponível em www.ngsp.org/prog/index3.html). Para doenças com renovação anormal dos eritrócitos, como anemias por hemólise e deficiência de ferro, o diagnóstico de diabetes deve utilizar exclusivamente critérios de glicose.

Os critérios de glucose estabelecidos para o diagnóstico da diabetes permanecem válidos. Estes incluem o FPG e o PG de 2 horas. Além disso, os doentes com hiperglicemia grave, como os que apresentam sintomas hiperglicémicos clássicos graves ou crises hiperglicémicas, podem continuar a ser diagnosticados quando se verifica uma glicemia plasmática aleatória (ou casual) de ≥200 mg/dl (11,1 mmol/l). É provável que, nestes casos, o profissional de saúde meça também um teste de A1C como parte da avaliação inicial da gravidade da diabetes e que este esteja (na maioria dos casos) acima do ponto de corte de diagnóstico da diabetes. No entanto, em casos de diabetes de evolução rápida, como o desenvolvimento de diabetes tipo 1 nalgumas crianças, a A1C pode não estar significativamente elevada, apesar da diabetes franca.

Tal como existe uma concordância inferior a 100% entre os testes FPG e PG de 2 horas, também não existe uma concordância total entre a A1C e qualquer um dos testes baseados na glucose. As análises dos dados do NHANES indicam que, assumindo o rastreio universal das pessoas não diagnosticadas, o ponto de corte da A1C de ≥6,5% identifica menos um terço dos casos de diabetes não diagnosticada do que um ponto de corte da glicemia em jejum de ≥126 mg/dl (7,0 mmol/l) (cdc website tbd). No entanto, na prática, uma grande parte da população com diabetes tipo 2 continua a desconhecer o seu estado. Assim, é concebível que a menor sensibilidade da A1C no ponto de corte designado seja compensada pela maior praticidade do teste, e que a aplicação mais alargada de um teste mais conveniente (A1C) possa efetivamente aumentar o número de diagnósticos efectuados.

É necessária mais investigação para caraterizar melhor os doentes cujo estado glicémico pode ser classificado de forma diferente por dois testes diferentes (por exemplo, FPG e A1C), obtidos em estreita aproximação temporal. Esta discordância pode resultar da variabilidade da medição, de alterações ao longo do tempo ou do facto de a A1C, a FPG e a glicose pós-desafio medirem processos fisiológicos diferentes. No caso de A1C elevada, mas FPG "não diabética", pode haver probabilidade de níveis maiores de glicose pós-prandial ou aumento das taxas de glicação para um determinado grau de hiperglicemia. No cenário oposto (FPG elevado mas A1C abaixo do ponto de corte da diabetes), pode estar presente um aumento da produção hepática de glucose ou uma redução das taxas de glicação.

Tal como acontece com a maioria dos testes de diagnóstico, o resultado de um teste de diagnóstico de diabetes deve ser repetido para excluir um erro laboratorial, a menos que o diagnóstico seja claro em termos clínicos, como no caso de um doente com sintomas clássicos de hiperglicemia ou crise hiperglicémica. É preferível repetir o mesmo teste para confirmação, uma vez que, neste caso, existe uma maior probabilidade de concordância. Por exemplo, se a A1C for 7,0% e o resultado repetido for 6,8%, o diagnóstico de diabetes está confirmado. No entanto, existem cenários em que estão disponíveis resultados de dois testes diferentes (por exemplo, FPG e A1C) para o mesmo doente. Nesta situação, se os dois testes diferentes estiverem ambos acima dos limiares de diagnóstico, o diagnóstico de diabetes é confirmado.

Por outro lado, quando dois testes diferentes estão disponíveis num indivíduo e os resultados são discordantes, o teste cujo resultado está acima do ponto de corte diagnóstico deve ser repetido, e o diagnóstico é feito com base no teste confirmado. Ou seja, se um doente cumpre o critério de diabetes da A1C (dois resultados ≥6,5%) mas não o da FPG (<126 mg/dl ou 7,0 mmol/l), ou vice-versa, deve considerar-se que tem diabetes. É certo que, na maioria das circunstâncias, é provável que o teste "não diabético" se situe num intervalo muito próximo do limiar que define a diabetes.

Uma vez que existe variabilidade pré-analítica e analítica de todos os testes, também é possível que, quando um teste cujo resultado foi superior ao limiar de diagnóstico é repetido, o segundo valor seja inferior ao ponto de corte de diagnóstico.

Isto é menos provável para a A1C, um pouco mais provável para o FPG e mais provável para o PG de 2 horas. Salvo erro laboratorial, é provável que estes doentes apresentem resultados de testes próximos das margens do limiar para um diagnóstico. O profissional de saúde pode optar por acompanhar o paciente de perto e repetir o exame em 3 a 6 meses.

A decisão sobre qual o teste a utilizar para avaliar a diabetes num doente específico deve ficar ao critério do profissional de saúde, tendo em conta a disponibilidade e a praticabilidade de testar um doente individual ou grupos de doentes. Talvez mais importante do que o teste de diagnóstico a utilizar, é o facto de o teste para a diabetes ser realizado quando indicado. Há provas desanimadoras que indicam que muitos doentes em risco ainda não recebem testes e aconselhamento adequados para esta doença cada vez mais comum, ou para os factores de risco cardiovascular que a acompanham frequentemente.

Diagnóstico de GDM

Na altura da publicação desta declaração, os critérios para tolerância anormal à glicose na gravidez são os de Carpenter e Coustan (11). As recomendações do Fourth International Workshop-Conference on Gestational Diabetes Mellitus da ADA, realizado em março de 1997, apoiam a utilização dos critérios de diagnóstico de Carpenter/Coustan, bem como a utilização alternativa de um OGTT de 75 g e 2 h para diagnóstico. Estes critérios estão resumidos abaixo.

Testes de diabetes gestacional.

As recomendações anteriores incluíam o rastreio do DMG em todas as gravidezes. No entanto, existem determinados factores que colocam as mulheres em menor risco de desenvolvimento de intolerância à glucose durante a gravidez, e é provável que não seja rentável rastrear essas doentes. As grávidas que preenchem todos estes critérios não precisam de ser rastreadas para DMG.

Este grupo de baixo risco inclui mulheres que:

têm menos de 25 anos de idade

têm um peso corporal normal

não têm historial familiar (ou seja, parente de primeiro grau) de diabetes

não têm antecedentes de metabolismo anormal da glucose

não têm antecedentes de maus resultados obstétricos

não pertencem a um grupo étnico/racial com elevada prevalência de diabetes (por exemplo, hispano-americano, nativo-americano, asiático-americano, afro-americano, das ilhas do Pacífico)

A avaliação do risco de DMG deve ser efectuada na primeira consulta pré-natal. As mulheres com caraterísticas clínicas consistentes com um risco elevado de DMG (obesidade acentuada, antecedentes pessoais de DMG, glicosúria ou uma forte história familiar de diabetes) devem ser submetidas a testes de glucose (ver abaixo) logo que possível. Se se verificar que não têm DMG nesse rastreio inicial, devem voltar a fazer o teste entre as 24 e as 28 semanas de gestação. As mulheres de risco médio devem efetuar testes às 24-28 semanas de gestação.

Um nível de FPG >126 mg/dl (7,0 mmol/l) ou uma glucose plasmática casual >200 mg/dl (11,1 mmol/l) constituem o limiar para o diagnóstico de diabetes. Na ausência de hiperglicemia inequívoca, o diagnóstico deve ser confirmado num dia subsequente. A confirmação do diagnóstico exclui a necessidade de qualquer prova de glicose. Na ausência deste grau de hiperglicemia, a avaliação da DMG em mulheres com caraterísticas de risco médio ou elevado deve seguir uma de duas abordagens.

Abordagem numa única etapa.

Efetuar um TOTG de diagnóstico sem rastreio prévio de glicose no plasma ou no soro. A abordagem numa só etapa pode ser rentável em doentes ou populações de alto risco (por exemplo, alguns grupos de nativos americanos).

Abordagem em duas fases.

Efetuar um rastreio inicial através da medição da concentração de glucose no plasma ou no soro 1 hora após uma carga oral de glucose de 50 g (teste de provocação com glucose [TCG]) e efetuar um OGTT de diagnóstico no subconjunto de mulheres que excedam o valor limiar de glucose no TCG. Quando se utiliza a abordagem em duas fases, um valor limiar de glucose >140 mg/dl (7,8 mmol/l) identifica ~80% das mulheres com DMG, e o rendimento aumenta ainda mais para 90% se se utilizar um valor de corte >130 mg/dl (7,2 mmol/l).

Em qualquer uma das abordagens, o diagnóstico de DMG é baseado num TOTG. Os critérios de diagnóstico para o TOTG de 100 g são derivados do trabalho original de O'Sullivan e Mahan (12) modificado por Carpenter e Coustan (11) e são mostrados no topo da Tabela 4. Em alternativa, o diagnóstico pode ser feito utilizando uma carga de glicose de 75 g e os valores de limiar de glicose indicados para o jejum, 1 h e 2 h (Tabela 4, em baixo); no entanto, este teste não está tão bem validado como o TOTG de 100 g.

Os resultados do estudo Hyperglycemia and Adverse Pregnancy Outcomes (13), um estudo epidemiológico multinacional de grande escala (~25.000 mulheres grávidas), demonstraram que o risco de resultados adversos maternos, fetais e neonatais aumentava continuamente em função da glicemia materna às 24-28 semanas, mesmo dentro de intervalos anteriormente considerados normais para a gravidez. Para a maioria das complicações, não existia um limiar de risco. Estes resultados levaram a uma reconsideração cuidadosa dos critérios de diagnóstico da DMG.

O IADPSG recomendou que todas as mulheres sem diabetes prévia fossem submetidas a um TOTG de 75 g entre 24 e 28 semanas de gestação. O grupo desenvolveu pontos de corte diagnósticos para as medições de glicose plasmática em jejum, de 1 hora e de 2 horas, que transmitiram um odds ratio para resultados adversos de pelo menos 1,75 em comparação com as mulheres com os níveis médios de glicose no estudo HAPO.

No momento da publicação desta atualização, a ADA está a planear trabalhar com organizações obstétricas dos EUA para considerar a adoção dos critérios de diagnóstico da IADPSG e para discutir as implicações desta alteração. Embora esta alteração aumente significativamente a prevalência da DMG, há cada vez mais provas de que o tratamento da DMG, mesmo ligeira, reduz a morbilidade tanto para a mãe como para o bebé (14).

Critérios de diabetes da OMS de 2006[13]

Estado	**2 horas glicose**	**Glicose em jejum**
	mmol/l(mg/dl)	mmol/l(mg/dl)
Normal	<7.8 (<140)	<6.1 (<110)
Glicemia de jejum alterada	<7.8 (<140)	≥6 .1(≥110) & <7.0(<126)

Tolerância à glucose diminuída	≥7.8 (≥140)	<7.0 (<126)
Diabetes mellitus	≥11.1 (≥200)	≥7.0 (≥126)

A diabetes mellitus é caracterizada por hiperglicemia recorrente ou persistente e é diagnosticada através da demonstração de qualquer uma das seguintes situações[9]

1. Nível de glicose plasmática em jejum ≥ 7,0 mmol/L (126 mg/dL).

2. Glicose plasmática ≥ 11,1 mmol/L (200 mg/dL) duas horas após uma carga oral de 75 g de glicose, como num teste de tolerância à glicose.

3. Sintomas de hiperglicemia e glicose plasmática casual ≥ 11,1 mmol/L (200 mg/dL).

4. Hemoglobina glicada (Hb A1C) ≥ 6,5%.[14]

Um resultado positivo, na ausência de hiperglicemia inequívoca, deve ser confirmado por uma repetição de qualquer um dos métodos acima indicados num dia diferente. É preferível medir o nível de glicose em jejum devido à facilidade de medição e ao considerável dispêndio de tempo do teste formal de tolerância à glicose, que demora duas horas a completar e não oferece qualquer vantagem prognóstica em relação ao teste de jejum. [15]De acordo com a definição atual, duas medições de glicemia em jejum superiores a 126 mg/dL (7,0 mmol/L) são consideradas diagnóstico de diabetes mellitus.

As pessoas com níveis de glicemia em jejum de 100 a 125 mg/dL são consideradas como tendo glicemia em jejum alterada. Os doentes com glicose plasmática igual ou superior a 140 mg/dL, mas não superior a 200 mg/dL, duas horas após uma carga oral de glicose de 75 g são considerados como tendo tolerância à glicose diminuída. Destes dois estados pré-diabéticos, o último, em particular, é um importante fator de risco para a progressão para uma diabetes mellitus completa, bem como para doenças cardiovasculares.[16]

7. Causas

A etiologia exacta da maior parte dos casos de diabetes é incerta, embora alguns factores contribuam para isso:

1.

Diabetes tipo 1

A diabetes tipo 1 é uma doença autoimune que afecta em média 0,3%. É o resultado da destruição das células beta devido à natureza agressiva das células presentes no corpo. Os investigadores acreditam que alguns dos factores de etiologia e de risco que podem desencadear a diabetes tipo 1 podem ser genéticos, uma dieta pobre (má nutrição) e o ambiente (vírus que afecta o pâncreas). Em segundo lugar, na maioria dos casos, a diabetes ocorre devido a uma secreção anormal de algumas **hormonas** no sangue que actuam como antagonistas da insulina. Por exemplo, a hormona adrenocortical, a hormona adrenalina e a hormona tiroideia.

2.

Diabetes tipo 2

A diabetes tipo 2 é também designada por diabetes mellitus não insulino-dependente (NIDDM) ou diabetes do adulto. Ocorre quando o corpo produz insulina suficiente mas não a consegue utilizar eficazmente. Este tipo de diabetes desenvolve-se normalmente na meia-idade. Uma observação geral diz que cerca de 90-95% das pessoas que sofrem de diabetes são do tipo 2; cerca de 80% têm **excesso de peso**. É mais frequente nas pessoas mais velhas, obesas, com antecedentes familiares de diabetes e que tiveram diabetes gestacional. Existem vários **factores de risco** responsáveis pela diabetes de tipo 2, como por exemplo, quanto mais factores de risco e etiologia um indivíduo tiver, maior é o risco de desenvolver diabetes.

Seguem-se as causas da diabetes

1. **Traços hereditários ou herdados** : Acredita-se fortemente que, devido a alguns genes que passam de uma geração para outra, uma pessoa pode herdar a diabetes. Depende da proximidade da **relação sanguínea**: se a mãe for diabética, o risco é de 2 a 3%; se o pai for diabético, o risco é maior do que no caso anterior; se ambos os pais forem diabéticos, o risco de a criança sofrer de diabetes é muito maior.

2. **Idade**: O aumento da idade é um fator que oferece mais possibilidades do que em idades mais jovens. Esta doença pode ocorrer em qualquer idade, mas 80% dos casos ocorrem depois dos 50 anos, a incidência aumenta com o fator idade.

3. **Dieta incorrecta (Diabetes relacionada com a má nutrição)** : Uma alimentação incorrecta, um baixo consumo de proteínas e de fibras e um elevado consumo de produtos refinados são as razões mais comuns para o desenvolvimento da diabetes.

4. **Obesidade e distribuição de gordura**: O excesso de peso significa um aumento da resistência à insulina, ou seja, se a gordura corporal for superior a 30%, IMC 25+, cintura de 35 polegadas nas mulheres ou 40 polegadas nos homens.

5. **Estilo de vida sedentário** : As pessoas com um estilo de vida sedentário são mais propensas a sofrer de diabetes, quando comparadas com as que fazem exercício três vezes por semana, correm um risco reduzido de serem vítimas de **diabetes**.

6. **Stress**: quer se trate de lesões físicas ou de perturbações emocionais, é frequentemente apontado como a causa inicial da doença. Qualquer perturbação na terapia com cortiosteróides ou ACTH pode levar a sinais clínicos da doença.

7. **Induzida por medicamentos**: Sabe-se que a clozapina (Clozaril), a olanzapina (Zyprexa), a risperidona (Risperdal), a quetiapina (Seroquel) e a ziprasidona (Geodon) induzem esta doença letal.

8. **Infeção**: Supõe-se que alguns dos estreptococos sejam o fator responsável pela infeção do pâncreas.

9. **Sexo**: A diabetes é comummente observada nos idosos, especialmente nos homens, mas é mais frequente nas mulheres e nas mulheres com gravidez múltipla ou que sofrem de Síndrome dos Ovários Policísticos (SOP).

10. **Hipertensão** : Muitos estudos indicam que existe uma relação direta entre pressão sistólica elevada e diabetes.

11. **Lípidos e lipoproteínas séricos**: um nível elevado de triglicéridos e de colesterol no sangue está relacionado com níveis elevados de açúcar no sangue; em alguns casos, foi estudado que o risco está envolvido mesmo com níveis baixos de HDL no sangue circulante.

A causa da diabetes depende do seu tipo. A diabetes tipo 2 deve-se principalmente a factores relacionados com o estilo de vida e à genética.[12]

A diabetes tipo 1 é também parcialmente herdada e depois desencadeada por certas infecções, com algumas provas que apontam para o vírus Coxsackie B4. Existe um elemento genético na suscetibilidade individual a alguns destes factores desencadeantes, que tem sido associado a genótipos HLA específicos (ou seja, os identificadores genéticos do "eu" a que o sistema imunitário recorre). No entanto, mesmo naqueles que herdaram a suscetibilidade, a diabetes mellitus tipo 1 parece necessitar de um estímulo ambiental.[19

8. Gestão

A diabetes mellitus é uma doença crónica difícil de curar. O controlo concentra-se em manter os níveis de açúcar no sangue tão próximos do normal ("euglicemia") quanto possível, sem que isso represente um perigo indevido para o doente. Normalmente, isto pode ser conseguido com um controlo dietético rigoroso, exercício físico e utilização de medicamentos adequados (insulina apenas no caso da diabetes mellitus tipo 1. No caso da diabetes tipo 2, para além da insulina, podem ser utilizados medicamentos orais).

A educação, a compreensão e a participação dos doentes são vitais, uma vez que as complicações da diabetes são muito menos comuns e menos graves nas pessoas que têm níveis de açúcar no sangue bem controlados. [17][18]Outros problemas de saúde podem acelerar os efeitos deletérios da diabetes. Estes incluem o tabagismo, níveis elevados de colesterol, obesidade, tensão arterial elevada e falta de exercício físico regular.

Modificações do estilo de vida

Há papéis a desempenhar na educação do doente, no apoio dietético e no exercício físico sensato, com o objetivo de manter os níveis de glucose no sangue a curto e a longo prazo dentro de limites aceitáveis. Além disso, tendo em conta os riscos mais elevados associados às doenças cardiovasculares, são recomendadas modificações do estilo de vida para controlar a pressão arterial.[19]

Medicamentos

Os medicamentos antidiabéticos tratam a diabetes mellitus através da redução dos níveis de glucose no sangue. Com exceção da insulina, do exenatido e do pramlintido, todos são administrados por via oral e, por isso, são também designados por agentes hipoglicemiantes orais ou agentes anti-hiperglicemiantes orais. Existem diferentes classes de medicamentos antidiabéticos e a sua seleção depende da natureza da diabetes, da idade e da situação da pessoa, bem como de outros factores.

A diabetes mellitus tipo 1 é uma doença causada pela falta de insulina. A insulina deve ser utilizada no tipo I, que deve ser injectada.

A diabetes mellitus tipo 2 é uma doença de resistência à insulina pelas células. Os tratamentos incluem (1) agentes que aumentam a quantidade de insulina segregada pelo pâncreas, (2) agentes que aumentam a sensibilidade dos órgãos-alvo à insulina e (3) agentes que diminuem a taxa de absorção da glucose pelo trato gastrointestinal.

Vários grupos de medicamentos, na sua maioria administrados por via oral, são eficazes no Tipo II, muitas vezes em combinação. A combinação terapêutica no Tipo II pode incluir insulina, não necessariamente porque os agentes orais falharam completamente, mas na procura de uma combinação desejada de efeitos. A grande vantagem da insulina injectada no Tipo II é que um doente bem informado pode ajustar a dose, ou mesmo tomar doses adicionais, quando os níveis de glicose no sangue são medidos pelo doente, normalmente com um simples medidor, conforme necessário pela quantidade de açúcar medida no sangue

Insulina

A insulina é geralmente administrada por via subcutânea, através de injecções ou de uma bomba de insulina. Estão em curso investigações sobre outras vias de administração. Em situações de cuidados intensivos, a insulina pode também ser administrada por via intravenosa. Em geral, existem mais de quatro tipos de insulina, caracterizados pela taxa de metabolização pelo corpo.

Sensibilizadores

Os sensibilizadores de insulina abordam o problema central da diabetes tipo II - a resistência à insulina.

Biguanidas

As biguanidas reduzem a produção hepática de glicose e aumentam a captação de glicose pela periferia, incluindo o músculo esquelético. Embora deva ser utilizada com precaução em doentes com insuficiência hepática ou renal, a metformina, uma biguanida, tornou-se o agente mais utilizado no tratamento da diabetes tipo 2 em crianças e adolescentes. Entre os medicamentos comuns para a diabetes, a metformina é o único medicamento oral amplamente utilizado que não provoca aumento de peso.

A redução típica dos valores da hemoglobina glicada (A1C) com a metformina é de 1,52,0%.

1. **A metformina (Glucophage)** pode ser a melhor escolha para os doentes que também

se tiver insuficiência cardíaca, [1]mas deve ser temporariamente interrompido antes de qualquer procedimento radiográfico que envolva contraste iodado intravenoso, uma vez que os doentes correm um risco acrescido de acidose láctica.

2. **A fenformina (DBI)** foi utilizada entre os anos 60 e 80, mas foi

retirado devido ao risco de acidose láctica.[2]

3. **A Buformin** também foi retirada devido ao risco de acidose láctica.[3]

A metformina é normalmente o medicamento de primeira linha utilizado no tratamento da diabetes tipo 2. É geralmente prescrita aquando do diagnóstico inicial, em conjunto com exercício e perda de peso, ao contrário do que acontecia no passado, em que era prescrita depois de a dieta e o exercício terem falhado. A dose inicial é de 500 mg uma vez por dia e, se necessário, aumentada para 500 mg duas vezes por dia até 1000 mg duas vezes por dia. Também está disponível em combinação com outros medicamentos orais para a diabetes. [16],[17]

Tiazolidinedionas

As tiazolidinedionas (TZD), também conhecidas como "glitazonas", ligam-se ao PPARγ, um tipo de proteína reguladora nuclear envolvida na transcrição de genes que regulam o metabolismo da glicose e da gordura. Estes PPARs actuam sobre os elementos de resposta dos proliferadores de peroxissoma (PPRE [1]). Os PPRE influenciam os genes sensíveis à insulina, que aumentam a produção de ARNm das enzimas dependentes da insulina. O resultado final é uma melhor utilização da glucose pelas células.

As reduções típicas dos valores de hemoglobina glicada (A1C) são de 1,5-2,0%. Alguns exemplos são:

1. **rosiglitazona (Avandia):** a Agência Europeia de Medicamentos recomendou

em setembro de 2010, que o suspendesse do mercado da UE devido a riscos cardiovasculares elevados.

2. **pioglitazona (Actos)**

3. **troglitazona (Rezulin):** utilizado na década de 1990, retirado devido a hepatite e

risco de lesão hepática[4]

Vários estudos retrospectivos suscitaram preocupações quanto à segurança da rosiglitazona, embora esteja estabelecido que o grupo, no seu conjunto, tem efeitos benéficos na diabetes. A maior preocupação é o aumento do número de eventos cardíacos graves nos doentes que a tomam. O estudo ADOPT demonstrou que a terapêutica inicial com fármacos deste tipo pode prevenir a progressão da doença, [5]tal como o estudo DREAM.[6]

As preocupações com a segurança da rosiglitazona surgiram quando foi publicada uma meta-análise retrospetiva no *New England Journal of Medicine.* [7]Houve um número significativo de publicações desde então, e um painel da Food and Drug Administration[8] votou, com alguma controvérsia, 20:3 que os estudos disponíveis "apoiavam um sinal de dano", mas votou 22:1 para manter o medicamento no mercado. A meta-análise não foi apoiada por uma análise intercalar do ensaio concebido para avaliar a questão, e vários outros relatórios não conseguiram concluir a controvérsia. Esta fraca evidência de efeitos adversos reduziu a utilização da rosiglitazona, apesar dos seus efeitos importantes e sustentados no controlo glicémico. [9] Os estudos de segurança continuam.

Em contrapartida, pelo menos um grande estudo prospetivo, o PROactive 05, demonstrou que a pioglitazona pode diminuir a incidência global de eventos cardíacos em pessoas com diabetes tipo 2 que já tiveram um ataque cardíaco.[10]

Sulfonilureias

As sulfonilureias foram os primeiros medicamentos anti-hiperglicémicos orais amplamente utilizados. São *secretagogos de insulina,* desencadeando a libertação de insulina através da inibição do canal KATP das células beta pancreáticas. Foram comercializados oito tipos destes comprimidos na América do Norte, mas nem todos estão disponíveis. Os medicamentos de "segunda geração" são atualmente mais utilizados. São mais eficazes do que os medicamentos de primeira geração e têm menos efeitos secundários. Todos podem causar aumento de peso.

As sulfonilureias ligam-se fortemente às proteínas plasmáticas. As sulfonilureias só são úteis na diabetes de tipo II, uma vez que actuam estimulando a libertação endógena de insulina. Funcionam melhor em doentes com mais de 40 anos de idade e com diabetes mellitus há menos de dez anos. Não podem ser utilizados na diabetes de tipo I ou na diabetes da gravidez. Podem ser utilizados com segurança com metformina ou glitazonas. O principal efeito secundário é a hipoglicemia.

As reduções típicas nos valores de hemoglobina glicada (A1C) para sulfonilureias de segunda geração são de 1,0-2,0%.

1. Agentes de primeira geração

a. tolbutamida (Orinase)

b. acetohexamida (Dymelor)

c. tolazamida (Tolinase)

d. clorpropamida (Diabinese)

2. Agentes de segunda geração

a. glipizida (Glucotrol)

b. gliburida (Diabeta, Micronase, Glynase)

c. glimepirida (Amaryl)

d. gliclazida (Diamicron)

Secretagogos não-sulfonilureia

Meglitinidas

As meglitinidas ajudam o pâncreas a produzir insulina e são frequentemente designadas por "secretagogos de ação curta". Actuam nos mesmos canais de potássio que as sulfonilureias, mas num local de ligação diferente. [11]Ao fecharem os canais de potássio das células beta pancreáticas, abrem os canais de cálcio, aumentando assim a secreção de insulina.[12]

São tomados com ou pouco antes das refeições para aumentar a resposta da insulina a cada refeição. Se não for tomada uma refeição, a medicação também não é tomada.

As reduções típicas dos valores de hemoglobina glicada (A1C) são de 0,5-1,0%.

1. repaglinida (Prandin)
2. nateglinida (Starlix) .

Inibidores da alfa-glucosidase

Os inibidores da alfa-glucosidase são "comprimidos para a diabetes", mas não são tecnicamente agentes hipoglicemiantes, porque não têm um efeito direto na secreção ou na sensibilidade à insulina.

Estes agentes retardam a digestão do amido no intestino delgado, de modo a que a glicose proveniente do amido de uma refeição entre na corrente sanguínea mais lentamente e possa ser compensada de forma mais eficaz por uma resposta ou sensibilidade à insulina diminuída. Estes agentes são eficazes por si só apenas nas fases iniciais da tolerância à glucose diminuída, mas podem ser úteis em combinação com outros agentes na diabetes tipo 2.

As reduções típicas dos valores de hemoglobina glicada (A1C) são de 0,5-1,0%.

1. miglitol (Glyset)
2. sacarbose (Precose/Glucobay)

Estes medicamentos são raramente utilizados nos Estados Unidos devido à gravidade dos seus efeitos secundários (flatulência e inchaço). São mais frequentemente prescritos na Europa. Têm o potencial de causar perda de peso ao reduzir a quantidade de açúcar metabolizado.

Análogos de péptidos

Miméticos da incretina injectáveis

As incretinas são secretagogos da insulina. As duas principais moléculas candidatas que preenchem os critérios para serem uma incretina são o péptido-1 semelhante ao glucagon (GLP-1) e o péptido inibidor gástrico (péptido insulinotrópico dependente da glucose, GIP). Tanto o GLP-1 como o GIP são rapidamente inactivados pela enzima dipeptidil peptidase-4 (DPP-4).

Análogos e agonistas do péptido semelhante ao glucagon injectáveis

Os agonistas do péptido semelhante ao glucagon (GLP) ligam-se a um recetor de GLP da membrana. [12]Como consequência, a libertação de insulina das células beta pancreáticas é aumentada. O GLP endógeno tem uma semi-vida de apenas alguns minutos, pelo que um análogo do GLP não seria prático.

1. O exenatido (também Exendin-4, comercializado como Byetta) é o primeiro agonista do GLP-1 aprovado para o tratamento da diabetes tipo 2. O exenatido não é um análogo do GLP, mas sim um agonista do GLP. [20][21]O exenatido tem apenas 53% de homologia com o GLP, o que aumenta a sua resistência à degradação pela DPP-4 e prolonga a sua semi-vida. [22]As reduções típicas dos valores de A1C são de 0,5-1,0%.

2. O liraglutido, um análogo humano de toma única diária (97% de homologia), foi desenvolvido pela Novo Nordisk sob a marca Victoza. O produto foi aprovado pela Agência Europeia de Medicamentos (EMEA) em 3 de julho de 2009 e pela Food and Drug Administration (FDA) dos EUA em 25 de janeiro de 2010.

3. O taspoglutide está atualmente em ensaios clínicos de Fase III com a Hoffman-La Roche.

Estes agentes podem também causar uma diminuição da motilidade gástrica, responsável pelo efeito secundário comum de náuseas, e é provavelmente o mecanismo pelo qual ocorre a perda de peso.

Análogos de péptidos inibidores gástricos

- Nenhum é aprovado pela FDA

Análogos de péptidos injectáveis

Inibidores da dipeptidil peptidase-4

Os análogos do GLP-1 resultaram em perda de peso e tiveram mais efeitos secundários gastrointestinais, enquanto os inibidores da DPP-4 foram geralmente neutros em termos de peso e aumentaram o risco de infeção e de dores de cabeça, mas ambas as classes parecem constituir uma alternativa a outros medicamentos antidiabéticos. No entanto, foi observado um aumento de peso e/ou hipoglicemia quando os inibidores da DPP-4 foram utilizados com sulfonilureias; o efeito sobre a saúde a longo prazo e as taxas de morbilidade são ainda desconhecidos.[29]

Os inibidores da dipeptidil peptidase-4 (DPP-4) aumentam a concentração sanguínea da incretina GLP-1 ao inibir a sua degradação pela dipeptidil peptidase-4.

Os exemplos são:

1. vildagliptina (Galvus) Aprovado pela UE em 2008

2. sitagliptina (Januvia) Aprovado pela FDA em outubro de 2006

3. saxagliptina (Onglyza) Aprovado pela FDA em julho de 2009

4. linagliptina (Tradjenta) Aprovado pela FDA a 2 de maio de 2011

Os inibidores da DPP-4 reduziram os valores de hemoglobina A1C em 0,74%, comparáveis a outros medicamentos antidiabéticos.[30]

Num ensaio clínico randomizado que incluiu 206 doentes com 65 ou mais anos de idade (HgbA1c média de base de 7,8%) que receberam 50 ou 100 mg/d de Sitagliptina, foi demonstrado que esta reduziu a HbA1c em 0,7% (resultado combinado de ambas as doses). [31]Um resultado combinado de 5 ensaios clínicos aleatórios que incluíram um total de 279 doentes com 65 ou mais anos de idade (HbA1c de base média de 8%) que receberam 5 mg/d de Saxagliptina demonstrou reduzir a HbA1c em 0,73%. [32]Um resultado combinado de 5 ensaios clínicos aleatórios que incluíram um total de 238 doentes com idade igual ou superior a 65 anos (HbA1c de base média de 8,6%) que receberam 100 mg/d de Vildagliptina demonstrou reduzir a HbA1c em 1,2%. [33]Outro conjunto de 6 ensaios clínicos randomizados combinados envolvendo a Alogliptina (ainda não aprovada, poderá ser lançada em 2012) demonstrou reduzir a HbA1c em 0,73% em 455 doentes com idade igual ou superior a 65 anos que receberam 12,5 ou 25 mg/d do medicamento.

Comparação

A tabela seguinte compara alguns agentes anti-diabéticos comuns, generalizando as classes, embora possa haver uma variação substancial nos medicamentos individuais de cada classe:[35]

Agente	Mecanismo	Situação da ação	Principais vantagens	Principais efeitos secundários
Sulfonilureias	Estimulação da produção de insulina através da inibição do canal K_{ATP}	Células beta pancreáticas	- Eficaz - Económica	-Hipoglicemia -Aumento de peso
Metformina	Diminui a resistência à insulina	Fígado	• Pode provocar uma ligeira perda de peso • Não provoca hipoglicemia	• Sintomas gastrointestinais, incluindo diarreia, náuseas, dor abdominal • Acidose láctica • Sabor metálico
Acarbose	Reduz a absorção intestinal de glucose	Trato gastrointestinal	- Baixo risco	- Sintomas gastrointestinais, incluindo diarreia, cólicas abdominais, flatulência
Tiazolidinedionas	Reduzir a resistência à insulina através da ativação do PPAR-γ	Gordura, músculo		Hepatoxicidade

Apoio

Nos países que utilizam um sistema de clínica geral, como o Reino Unido, os cuidados podem ser prestados principalmente fora dos hospitais, recorrendo-se aos cuidados especializados hospitalares apenas em caso de complicações, controlo difícil da glicemia ou projectos de investigação. Noutras circunstâncias, os médicos de clínica geral e os especialistas partilham os cuidados de um doente numa abordagem de equipa. Optometristas, podologistas/quiropodistas, dietistas, fisioterapeutas, especialistas em enfermagem (por exemplo, DSNs (Diabetic Specialist Nurse)), enfermeiros ou

Educadores Certificados em Diabetes podem, em conjunto, fornecer conhecimentos multidisciplinares. Nos países em que os doentes têm de prestar os seus próprios cuidados de saúde (por exemplo, nos EUA e em grande parte do mundo subdesenvolvido).

O apoio interpares liga as pessoas que vivem com diabetes. No apoio interpares, as pessoas com uma doença comum partilham conhecimentos e experiências que outros, incluindo muitos profissionais de saúde, não têm. O apoio dos pares é frequente, contínuo, acessível e flexível e pode assumir muitas formas - telefonemas, mensagens de texto, reuniões de grupo, visitas ao domicílio e até mesmo compras de supermercado. Complementa e melhora outros serviços de cuidados de saúde, criando a assistência emocional, social e prática necessária para gerir a doença e manter-se saudável.

Prognóstico

A diabetes duplica o risco de problemas vasculares, incluindo doenças cardiovasculares.[21]

De acordo com um estudo, as mulheres com tensão arterial elevada (hipertensão) tinham três vezes mais probabilidades de desenvolver diabetes de tipo 2 do que as mulheres com uma tensão arterial óptima, após ajustamento para vários factores, como a idade, a etnia, o tabagismo, o consumo de álcool, o índice de massa corporal (IMC), o exercício físico, a história familiar de diabetes, etc. [22]O estudo foi realizado por investigadores do Brigham and Women's Hospital, da Harvard Medical School e da Harvard School of Public Health, nos EUA, que seguiram mais de 38 000 mulheres profissionais de saúde durante dez anos.

Exceto no caso da diabetes tipo 1, que requer sempre a reposição de insulina, a forma como a diabetes tipo 2 é gerida pode mudar com a idade. A produção de insulina diminui devido ao enfraquecimento das células beta pancreáticas relacionado com a idade. Além disso, a resistência à insulina aumenta devido à perda de tecido magro e à acumulação de gordura, sobretudo gordura intra-abdominal, e à diminuição da sensibilidade dos tecidos à insulina.

A tolerância à glicose diminui progressivamente com a idade, levando a uma elevada prevalência de diabetes tipo 2 e hiperglicemia pós-desafio na população idosa. [23]A intolerância à glucose relacionada com a idade nos seres humanos é frequentemente acompanhada de resistência à insulina, mas os níveis de insulina circulante são semelhantes aos das pessoas mais jovens.[24]

Os objectivos do tratamento para doentes idosos com diabetes variam consoante o indivíduo e têm em conta o estado de saúde, bem como a esperança de vida, o nível de dependência e a vontade de aderir a um regime de tratamento. [25]A hemoglobina glicada é melhor que a glicemia de jejum para determinar o risco de doença cardiovascular e morte por qualquer causa.[26]

Epidemiologia

Em 2000, de acordo com a Organização Mundial de Saúde, pelo menos 171 milhões de pessoas em todo o mundo sofriam de diabetes, ou seja, 2,8% da população. [2]A sua incidência está a aumentar rapidamente e estima-se que, até 2030, este número quase duplicará. [2]A diabetes mellitus ocorre em todo o mundo, mas é mais comum (especialmente o tipo 2) nos países mais desenvolvidos. No entanto, prevê-se que o maior aumento da prevalência ocorra na Ásia e em África, onde provavelmente se encontrará a maioria dos doentes até 2030. [2]O aumento da incidência da diabetes nos países em desenvolvimento segue a tendência da urbanização e das alterações do estilo de vida, talvez sobretudo de uma dieta de "estilo ocidental". Este facto sugeriu um efeito ambiental (ou seja, alimentar), mas atualmente há pouca compreensão do(s) mecanismo(s), embora haja muita especulação, alguma da qual apresentada de forma muito convincente.[2]

Há pelo menos 20 anos que as taxas de diabetes na América do Norte têm vindo a aumentar substancialmente. Em 2008, havia cerca de 24 milhões de pessoas com diabetes só nos Estados

Unidos, das quais 5,7 milhões continuam por diagnosticar. Estima-se que outros 57 milhões de pessoas tenham pré-diabetes.[28]

Os Centros de Controlo de Doenças designaram esta mudança como uma epidemia. [29] A National Diabetes Information Clearinghouse estima que a diabetes custa 132 mil milhões de dólares por ano só nos Estados Unidos. Cerca de 5%-10% dos casos de diabetes na América do Norte são do tipo 1, sendo os restantes do tipo 2. A fração do tipo 1 noutras partes do mundo é diferente. A maior parte desta diferença não é atualmente compreendida. A Associação Americana de Diabetes cita a avaliação de 2003 do Centro Nacional de Prevenção de Doenças Crónicas e Promoção da Saúde (Centers for Disease Control and Prevention), segundo a qual 1 em cada 3 americanos nascidos depois de 2000 desenvolverá diabetes durante a sua vida.[30][31]

De acordo com a Associação Americana de Diabetes, cerca de 18,3% (8,6 milhões) dos americanos com 60 anos ou mais têm diabetes. [32]A prevalência da diabetes mellitus aumenta com a idade e prevê-se que o número de pessoas idosas com diabetes aumente à medida que a população idosa aumenta. O National Health and Nutrition Examination Survey (NHANES III) demonstrou que, na população com mais de 65 anos, 18% a 20% têm diabetes, sendo que 40% têm diabetes ou a sua forma precursora de tolerância à glucose diminuída.[23]

9. Conclusão

<u>Resumo dos princípios básicos da diabetes</u>

As cinco certezas mais importantes sobre a diabetes são as seguintes

1. A diabetes não é uma infeção, mas sim duas doenças

denominadas diabetes do tipo 1 e do tipo 2. De facto, existem inúmeros tipos diferentes de diabetes, mas a maioria pode ser caracterizada por estes dois tipos. A diabetes do tipo 1, que na maioria das vezes se manifesta em jovens ou adolescentes, pode manifestar-se em qualquer idade. É causada pelo facto de o corpo esmagar as células do pâncreas que produzem insulina (as células B dos ilhéus) e, desta forma, a insulina é necessária para a sobrevivência. Na diabetes tipo 2, que influencia os hispânicos, os negros, os asiáticos e os índios americanos com a maior frequência possível, é necessário haver uma proteção contra os impactos da insulina (pelo que é necessária mais insulina para manter uma glicose típica) e algum nível de insuficiência de insulina. Os indivíduos com diabetes tipo 2 têm, na sua maioria (mas não geralmente), excesso de peso e apresentam regularmente outros factores de risco de ataque cardíaco ou AVC, incluindo hipertensão e dislipidemia (triglicéridos elevados, colesterol HDL baixo). Os indivíduos com diabetes tipo 2 têm frequentemente a sua doença durante muito tempo antes de serem analisados, razão pela qual a Associação Americana de Diabetes prescreve o rastreio a todas as pessoas de alto risco, o que incluiria todas as pessoas com mais de 45 anos de idade, indivíduos com uma história familiar sólida de diabetes tipo 2 e mulheres que tiveram diabetes durante a gravidez (diabetes gestacional).

2. O controlo da glucose no sangue, tanto na diabetes tipo 1 como na diabetes tipo 2, pode diminuir os perigos de inconvenientes, particularmente os que incluem os olhos (retinopatia), os rins (nefropatia) e os nervos (neuropatia). A Associação Americana de Diabetes sugere que se mantenha a HbA1c abaixo dos 7%, o que corresponderia a uma glicemia normal de 150 mg/dL.

3. O tratamento da tensão circulatória abaixo de 130/80 e do colesterol LDL ("colesterol terrível") abaixo de 100 mg/dl parece prolongar a vida dos indivíduos com diabetes. Para o esforço circulatório, existem pontos de interesse na utilização da classe de medicamentos denominados inibidores da ECA. Para o colesterol, a classe de medicamentos denominada estatinas parece diminuir as taxas de mortalidade. Além disso, um medicamento para a dor de cabeça diária parece diminuir os perigos de um ataque cardíaco.

4. As pessoas com diabetes devem fazer sempre os exames de acompanhamento com o seu especialista:

1. um exame oftalmológico alargado todos os anos para avaliar a retinopatia diabética .

2. uma avaliação anual da presença de claras de ovo no xixi ou de proteínas no xixi, que é a principal indicação de infeção renal diabética (nefropatia, que é a principal causa de diálise ou transplante renal nos EUA)

3. uma estimativa anual dos níveis de colesterol

4. Dois níveis de HbA1c medidos todos os anos no caso de estar muito controlado, sem receber insulina, e quatro todos os anos no caso de estar a aceitar insulina.

5. fazer um exame anual minucioso do pé pelo seu especialista para detetar a proximidade de neuropatia e doença vascular (a principal fonte de remoção do limite inferior nos EUA).

6. considere algum tipo de teste de alongamento do coração no caso de você ter diabetes e alguns

outros fatores de risco para um ataque cardíaco. Apesar do fato de que 2/3 dos indivíduos com diabetes chutam o balde de doença coronariana, ele regularmente aparece sem efeitos colaterais e o teste precoce pode levar a encontrar um problema antes que ele provoque um ataque cardíaco.

5. Se, apesar de seguir a recomendação do médico, um homem com diabetes não conseguir atingir os objectivos específicos de HbA1c, pulso ou colesterol acima referidos, ou se o médico se recusar a cumprir as normas de cuidados da ADA acima referidas (podem igualmente ser consultadas em www.diabetes.org), deve pensar seriamente em obter uma conclusão momentânea ou encontrar outro médico. Os especialistas com alguma experiência em diabetes são chamados endocrinologistas e pode ser prudente considerar consultar um endocrinologista se esta circunstância acontecer.

10. Referências:

1. "Símbolo do Círculo Azul da Diabetes". Federação Internacional de Diabetes. 17 de março de 2006. http://www.diabetesbluecircle.org.

2. Wild S, Roglic G, Green A, Sicree R, King H (maio de 2004). "Prevalência global da diabetes: estimativas para 2000 e projecções para 2030". Diabetes Care **27** (5): 1047-53.

3. "Visão geral da diabetes tipo 2". Web MD. http://diabetes.webmd.com/guide/type-2-diabetes.

4. "Outros "tipos" de diabetes". Associação Americana de Diabetes. 25 de agosto de 2005. http://www.diabetes.org/other-types.jsp.

5. "Doenças: Centro de Investigação de Doenças Autoimunes Johns Hopkins".

6. Rother KI (abril de 2007). "Tratamento da diabetes - colmatando a fratura". The New England Journal of Medicine **356** .

7. Lawrence JM, Contreras R, Chen W, Sacks DA (maio de 2008). "Tendências na prevalência de diabetes preexistente e diabetes mellitus gestacional entre uma população racial / étnica diversa de mulheres grávidas, 19992005". Diabetes Care **31** .

8. Handelsman, Yehuda, MD. "O diagnóstico de um médico: Prediabetes". Poder da Prevenção, Vol 1, Edição 2, 2009.

9. [a b] Departamento de Vigilância das Doenças Não Transmissíveis da Organização Mundial de Saúde (1999). "Definição, Diagnóstico e Classificação da Diabetes Mellitus e das suas Complicações" (PDF). http://whqlibdoc.who.int/hq/1999/WHO_NCD_NCS_99.2.pdf.

10. Salvo indicação em contrário, a referência é: Tabela 20-5 em Mitchell, Richard Sheppard; Kumar, Vinay; Abbas, Abul K.; Fausto, Nelson. Robbins Basic Pathology. Philadelphia: Saunders. ISBN 1-4160-2973-7. 8ª edição.

11. Cooke DW, Plotnick L (novembro de 2008). "Diabetes mellitus tipo 1 em pediatria". Pediatr Rev **29** (11): 374-84; questionário 385.

12. Risérus U, Willett WC, Hu FB (janeiro de 2009). "Gorduras alimentares e prevenção da diabetes tipo 2". Progresso na investigação sobre lípidos **48**.

13. "www.who.int" (pdf). Organização Mundial da Saúde.

http://www.who.int/diabetes/publications/Definition%20and%20diagnosis %20of%20diabetes_new.pdf.

14. ""Diabetes Care" janeiro de 2010". Associação Americana de Diabetes.

http://care.diabetesjournals.org/content/33/Supplement_1/S3.full.

15. Saydah SH, Miret M, Sung J, Varas C, Gause D, Brancati FL (agosto de 2001). "Hiperglicemia pós-desafio e mortalidade numa amostra nacional de adultos dos EUA". Diabetes Care **24** .

16. Santaguida PL, Balion C, Hunt D, Morrison K, Gerstein H, Raina P, Booker L, Yazdi H. "Diagnosis, Prognosis, and Treatment of Impaired Glucose Tolerance and Impaired Fasting Glucose". Resumo do Relatório de Evidências/Avaliação Tecnológica, n.º 128. Agency for Healthcare Research

and Quality. http://www.ahrq.gov/clinic/epcsums/impglusum.htm.

17. Nathan DM, Cleary PA, Backlund JY, et al. (dezembro de 2005). "Tratamento intensivo de diabetes e doenças cardiovasculares em pacientes com diabetes tipo 1". The New England Journal of Medicine **353** .

18. "O efeito da terapia intensiva da diabetes no desenvolvimento e progressão da neuropatia. O Grupo de Investigação do Ensaio sobre o Controlo e as Complicações da Diabetes". Annals of Internal Medicine **122**. http://www.annals.org/cgi/pmidlookup?view=long&pmid=7887548.

19. Adler AI, Stratton IM, Neil HA, et al. (agosto de 2000). "Associação da pressão arterial sistólica com complicações macrovasculares e microvasculares da diabetes tipo 2 (UKPDS 36): estudo observacional prospetivo". BMJ **321** (7258).

20. Pignone M, Alberts MJ, Colwell JA, et al. (junho de 2010). "Aspirina para prevenção primária de eventos cardiovasculares em pessoas com diabetes: uma declaração de posição da American Diabetes Association, uma declaração científica da American Heart Association e um documento de consenso de especialistas da American College of Cardiology Foundation". Diabetes Care **33** (6): 1395-402. doi:10.2337/dc10-0555. PMID 20508233.

21. "Diabetes mellitus, concentração de glucose no sangue em jejum e risco de doença vascular: uma meta-análise colaborativa de 102 estudos prospectivos : The Lancet". http://www.thelancet.com/journals/lancet/article/PIIS0140- 6736%2810%2960484-9/fulltext.

22. "Mulheres com tensão arterial elevada correm um risco três vezes maior de desenvolver diabetes". TopNews.in 1 de julho de 2009. http://www.topnews.in/women-high-bp-three- fold-risk-developing-diabetes-23341

23. Harris MI, Flegal KM, Cowie CC, et al. (abril de 1998). "Prevalência de diabetes, glicemia de jejum alterada e tolerância à glicose alterada em adultos dos EUA. The Third National Health and Nutrition Examination Survey, 1988-1994". Diabetes Care **21** (4): 518-24. doi:10.2337/diacare.21.4.518. PMID 9571335.

24. Chang AM, Halter JB (janeiro de 2003). "Envelhecimento e secreção de insulina". Jornal Americano de Fisiologia. Endocrinologia e Metabolismo **284** (1): E7-12. doi:10.1152/ajpendo.00366.2002 (inativo 2009-10-31). PMID 12485807.

25. "Diabetes e Envelhecimento". Diabetes Dateline. National Institute of Diabetes and Digestive and KidneyDiseases . 2002. http://diabetes.niddk.nih.gov/about/dateline/spri02/8.htm.

26. "NEJM -- Hemoglobina Glicada, Diabetes e Risco Cardiovascular em Adultos Não-Diabéticos". http://content.nejm.org/cgi/content/short/362/9/800.

27. "Mortality and Burden of Disease Estimates for WHO Member States in 2002"(xls).World HealthOrganization . 2002. http://www.who.int/entity/healthinfo/statistics/bodgbddeathdalyestimates. xls.

28. http://www.cdc.gov/Features/diabetesfactsheet/

29. "Programa de Diabetes do CDC - Notícias e informações - Comunicados de imprensa - 26 de outubro de 2000".

30. Narayan KM, Boyle JP, Thompson TJ, Sorensen SW, Williamson DF (outubro de 2003).

"Risco vitalício de diabetes mellitus nos Estados Unidos". JAMA **290** (14): 1884-90.

31. Associação Americana de Diabetes (2005). "Prevalência total de diabetes e pré-diabetes". Arquivado do original em 2006-02-08. http://web.archive.org/web/20060208032127/http://www.diabetes.org/diab etes-statistics/prevalence.jsp.

32. "Idosos e diabetes". Idosos e Diabetes-Diabetes e Idosos. LifeMedMedia.2006. http://www.dlife.com/dLife/do/ShowContent/daily_living/seniors/.

33. Instituto Australiano de Saúde e Bem-Estar. "Diabetes, uma visão geral". Archivedfromthe original on 2008-06-17. http://web.archive.org/web/20080617222036/http://www.aihw.gov.au/indi genous/health/diabetes.cfm.

34. Dobson, M. (1776). "Natureza da urina no diabetes". Observações e inquéritos médicos **5**.

35. Medvei, Victor Cornelius (1993). The history of clinical endocrinology. Carnforth, Lancs, U.K.: Parthenon Pub. Group. pp.

36. Dwivedi, Girish & Dwivedi, Shridhar (2007). History of Medicine: Sushruta - o clínico - professor por excelência. Centro Nacional de Informática (Governo da Índia).

37. Nabipour, I. (2003). "Endocrinologia Clínica na Civilização Islâmica no Irão". Jornal Internacional de Endocrinologia e Metabolismo **1**.

38. Patlak M (dezembro de 2002). "Novas armas para combater uma doença antiga: o tratamento da diabetes". Jornal FASEB **16**.

39. Von Mehring J, Minkowski O. (1890). "Diabetes mellitus nach pankreasexstirpation". Arch Exp Pathol Pharmakol **26**.

40. Banting FG, Best CH, Collip JB, Campbell WR, Fletcher AA (novembro de 1991). "Extractos pancreáticos no tratamento da diabetes mellitus: relatório preliminar. 1922". CMAJ **145** .

41. Himsworth (1936). "Diabetes mellitus: sua diferenciação em tipos insulinsensíveis e insensíveis à insulina". Lancet **i**.

42. Ministério da Saúde (Malta), 1897-1972: Relatórios anuais.

43. Yalow RS, Berson SA (julho de 1960). "Imunoensaio da insulina plasmática endógena no homem". The Journal of Clinical Investigation **39**.

44. Grupo de Investigação do Ensaio sobre Controlo e Complicações da Diabetes (setembro de 1993). "O efeito do tratamento intensivo da diabetes no desenvolvimento e progressão de complicações a longo prazo na diabetes mellitus insulino-dependente. O Grupo de Investigação do Ensaio sobre Controlo e Complicações da Diabetes". The New England Journal of Medicine **329** .

45. Theodore H. Tulchinsky, Elena A. Varavikova (2008). The New Public Health, Segunda Edição. Nova Iorque: Academic Press. p. 200. ISBN 0-12 370890-7.

46. Piwernetz K, Home PD, Snorgaard O, Antsiferov M, Staehr-Johansen K, Krans M (maio de 1993). "Monitorização dos objectivos da Declaração de São Vicente e implementação da gestão da qualidade na diabetes.

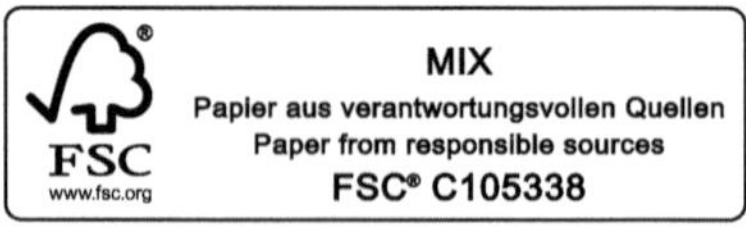

Printed by Books on Demand GmbH, Norderstedt / Germany